W0275160

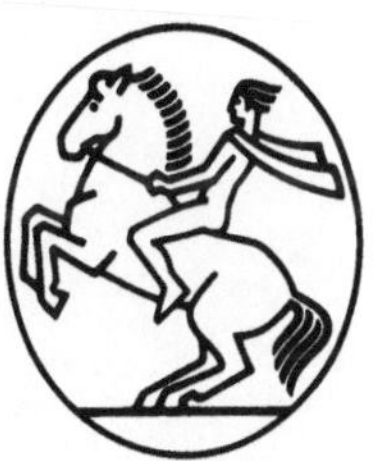

Akute periphere Gefäßchirurgie

Michael Staudacher

Mit einem Geleitwort von
Professor Dr. Johann Navrátil, Dr. Sc.
em. Vorstand der II. Chirurgischen
Universitätsklinik in Wien

Mit 103 farbigen Einzeldarstellungen
(Zeichnungen von Wolfgang Rieder)
und 14 Schwarzweiß-Abbildungen

Springer-Verlag Wien GmbH

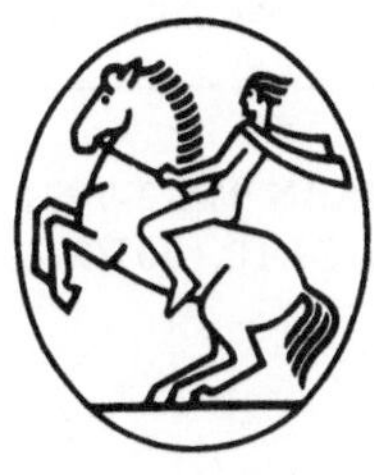

Prof. Dr. Michael Staudacher
II. Chirurgische Universitätsklinik, Wien, Österreich

Ursprünglich erschienen bei Springer Vienna 1983.
Softcover reprint of the hardcover 1st edition 1983
Computergesteuerter Fotosatz und Umbruch: Dipl.-Ing. Schwarz' Erben KG, A-3910 Zwettl
Reproduktion und Offsetdruck: Novographic, Ing. W. Schmid, A-1230 Wien

CIP-Kurztitelaufnahme der Deutschen Bibliothek
Staudacher, Michael:
Akute periphere Gefäßchirurgie/von Michael Staudacher.
Mit e. Geleitw. von J. Navrátil. –
Wien; New York: Springer, 1983.

ISBN 978-3-7091-2300-3 ISBN 978-3-7091-2299-0 (eBook)
DOI 10.1007/978-3-7091-2299-0

Meiner lieben Frau Monica gewidmet

Geleitwort

Gefäßchirurgie begegnet dem Arzt heute in zwei recht verschiedenen Bereichen. Da ist einmal die gefäßchirurgische Klinik oder Abteilung mit ihren hochspezialisierten Chirurgen. Die andere Welt, in der Gefäßchirurgie erlebt wird – in der wenigstens fallweise gefäßchirurgisch gearbeitet werden muß –, ist aber die des peripheren Krankenhauses ohne Spezialabteilung. Der betroffene Arzt ist Allgemeinchirurg, der auf dem Gebiet der Gefäßchirurgie nicht die höchste Qualifikation erreicht haben kann.

Dennoch wird er mit Notfallsituationen im Gefäßbereich konfrontiert, in denen ein Überweisen des Patienten an eine Spezialklinik aus Gründen der gebotenen Eile nicht mehr möglich ist. Neben Gefäßverletzungen, akuten embolischen und thrombotischen Verschlüssen oder Aneurysmen sind es auch intraoperative iatrogene Gefäßverletzungen, mit denen der Chirurg oft nur schwer zurechtkommt.

Dieses Buch soll nun keineswegs den Allgemeinchirurgen zu gefäßchirurgischen Abenteuern anregen. Er soll sich, wenn möglich, auf kompetente Sofort- bzw. Frühdiagnostik beschränken und alles Komplizierte an die gefäßchirurgische Spezialabteilung weiterleiten – wie gesagt, wenn möglich. Ist aber einmal die eilige, akute Notfallsituation eingetreten, muß er den gefäßchirurgischen Eingriff selbst durchführen. Dieses Buch kann ihm nun jene Stütze geben, die so einer Situation das Abenteuerliche nimmt.

Der Bereich der Gefäßchirurgie ist für den älteren Allgemeinchirurgen relativ fremd. Das liegt daran, daß das Spezialgebiet der Gefäßchirurgie zumindest in der operativen Routine noch recht jung ist, und dies, obwohl das grundlegende Wissen um die Operationstechnik am Gefäß gar nicht so neu ist. Schon kurz nach der Jahrhundertwende hatte Alexis Carrel die ersten gefäßchirurgischen Operationen zunächst am Tier durchgeführt und damit das Problem grundsätzlich gelöst. 1912 bekam er dafür den Nobelpreis. Um die Erkenntnisse zur Allgemeinroutine ausreifen zu lassen, waren noch grundlegende biologische Studien notwendig sowie eine verfeinerte Technologie für Instrumente und Material und die rasche Zunahme des Erkenntnisstandes der biochemischen und pathophysiologischen Zusammenhänge. Auch die Entdeckung geeigneter pharmakologischer Wirkstoffe zur Kontrolle der Blutgerinnung (Heparin, Dicumarol) haben wesentlich zu einer sicheren Operationsführung beigetragen.

Die gefäßchirurgischen Notfälle, denen jeder Chirurg gegenüberstehen kann und die immer häufiger werden, sollten heute allgemein beherrscht werden. Die unbedingt erforderlichen raschen Entscheidungen und Maßnahmen verlangen vom Chirurgen ein entsprechendes Vertrauen in seine Fähigkeiten, die ungewohnte Situation zu meistern.

Prof. Staudacher läßt nun seinen Leser die jeweilige Notfallsituation in einer ungemein kurzen and prägnanten Schilderung, im wesentlichen gestützt auf seine große Erfahrung und unmittelbar anschauliches Bildmaterial, schon einmal vorerleben und gibt mit der entsprechenden Anleitung auch das Vertrauen in das eigene chirurgische Können. Er leitet den Chirurgen an, bei Unterbrechung der peripheren Gefäßbahn nach den Regeln der Kunst vorzugehen, um den peripheren Blutkreislauf so bald wie möglich wiederherzustellen und Dauerschäden der Gliedmaßen oder gar deren Verlust zu vermeiden.

Prof. Dr. J. Navrátil, Dr. Sc.

Vorwort

Die Gefäße haben dem Arzt immer einen fast mystischen Respekt eingeflößt. Das liegt in der Natur der Sache, denn wenn größere Gefäße Schaden erleiden, hat das immer ernste Folgen: das drohende Absterben von Körperpartien bzw. einen starken Blutverlust bis zur Verblutung. So ist es nur zu verständlich, daß bei Kollegen, die noch keine gefäßchirurgische Basisausbildung erhalten konnten, eine gewisse Scheu vor vaskulären Problemen vorhanden ist.

Die Gefäßchirurgie hat sich jedoch seit der Mitte der fünfziger Jahre sprunghaft entwickelt und stellt heute eine ausgereifte Grundtechnik zur Gefäßrekonstruktion zur Verfügung, die jeder Allgemein- und Unfallchirurg ohne weiteres erlernen kann – ja eigentlich soll. Denn wenn er unverhofft einer Embolie oder einer Gefäßverletzung gegenübersteht, ist keine Zeit zu verlieren, und er muß – wenn kein Spezialist zur Hand ist – unverzüglich selbst handeln. Diese Fälle sind gar nicht selten. Dann aber sollte und könnte er mehr leisten als eine Ligatur bzw. eine improvisierte Embolektomie, was erst recht den Ruf nach dem Spezialisten zur Folge hat, der hinterher nacharbeiten muß. Damit kann wohl keiner der Beteiligten zufrieden sein, nicht der Ersthelfer, auch nicht der Spezialist, und schon gar nicht der Patient. Die günstigsten Erfolgschancen sind in akuten Fällen nur bei raschem und richtigem Handeln gegeben; jede Verzögerung verschlechtert die Ausgangsposition für eine Heilung.

Vergessen wollen wir auch nicht die Situation einer intraoperativen iatrogenen Gefäßverletzung, auf die man immer gefaßt sein muß: sie darf kein Grund zur Panik sein.

Um in solchen Fällen für eine erfolgreiche Gefäßrekonstruktion gerüstet zu sein, genügen das Einmaleins der Gefäßchirurgie und eine Handvoll Spezialinstrumente.

In diesem Buch sollen nun die notwendigen Grundkenntnisse vermittelt und jene Instrumente vorgestellt werden, die den nicht-spezialisierten Chirurgen in die Lage versetzen, ein akutes vaskuläres Problem der Peripherie so anzugehen, daß er es zur Sicherheit des Patienten und zur eigenen Zufriedenheit beherrschen kann.

Natürlich kann nicht die Fülle der Einzelfälle behandelt werden. Es soll daher nur die operative Vorgangsweise bei den häufigsten und typischen akuten Erkrankungen und Verletzungen der peripheren Gefäße verständlich und leicht nachvollziehbar dargelegt werden. Unsere Beispiele sollen als Muster verstanden werden, die problemlos auf andere Situationen übertragbar sind.

So ist es in diesem Rahmen nicht sinnvoll, auf hämodynamische Einzelheiten einzugehen, ebensowenig auf besondere angiographische Techniken, auf Fehldiagnosen usw. Desgleichen verzichten wir auf detaillierte wissenschaftliche Literaturangaben, die der besonders Interessierte ohnehin in Lehrbüchern der Gefäßchirurgie findet, wie sie am Ende des Buches angeführt sind.

Von der Art der Aufbereitung des Stoffes, die ich gewählt habe, glaube ich, daß sie besonders geeignet ist, das Wesentliche zu vermitteln: Der Ablauf der Operation wird Schritt für Schritt in Zeichnungen festgehalten und stichwortartig kommentiert. Umrahmt wird jede Bildserie von der Diagnostik des entsprechenden Falles und der Liste der postoperativen Maßnahmen.

Auf Operationsphotos habe ich verzichtet, weil sie zuviel Unwesentliches zeigen und daher für Lehrzwecke nicht geeignet sind.

Schematische Zeichnungen, wie sie in vielen anderen Publikationen vorherrschen, haben sich als zu vereinfacht erwiesen – dem Kenner zwar geläufig, bieten sie dem Unerfahrenen zuwenig Anschaulichkeit und Eindeutigkeit. Deshalb habe ich selbst farbige Situsbilder gezeichnet, die dem Graphiker, Herrn Wolfgang Rieder, als Vorlagen für seine, so glaube ich, hervorragend gelungenen Darstellungen dienten.

Ich hoffe, daß ich mit diesem Buch einen Beitrag dazu leisten kann, daß die Rekonstruktion zur Maxime bei vaskulären Problemen wird und daß diese auch dem Nicht-Spezialisten in den Fällen zuzutrauen ist, wo er rasch handeln muß.

Für die Gefäßchirurgie gibt es hinsichtlich Themenauswahl und Präsentation des Stoffes für den Nicht-Spezialisten noch keine bewährten Modelle. Deshalb möchte ich Herrn Prof. Dr. J. Vollmar von der Universität Ulm sehr herzlich für seine Ratschläge sowie für die Durchsicht des Urmanuskriptes danken.

Danken möchte ich auch den unermüdlichen Sekretärinnen, Frau Brigitte Blaschke und Frau Waltraud Duminger, die soviel wichtige Arbeit und Hilfe geleistet haben – eine Arbeit, die, wenn einmal alles fertig ist, nur allzuleicht übersehen wird.

Mein ganz besonderer Dank gilt aber meinem sehr verehrten Lehrer, Herrn Prof. Dr. Johann Navrátil, Dr. Sc., der mir die Möglichkeit eröffnete, an seiner Klinik eine gefäßchirurgische Abteilung zu gründen und die Erfahrungen zu sammeln, die ich in diesem Buch weitergeben möchte.

Wien, im Juni 1983 **M. Staudacher**

Inhaltsverzeichnis

Typische Notfallsituationen. 59

Literatur 119

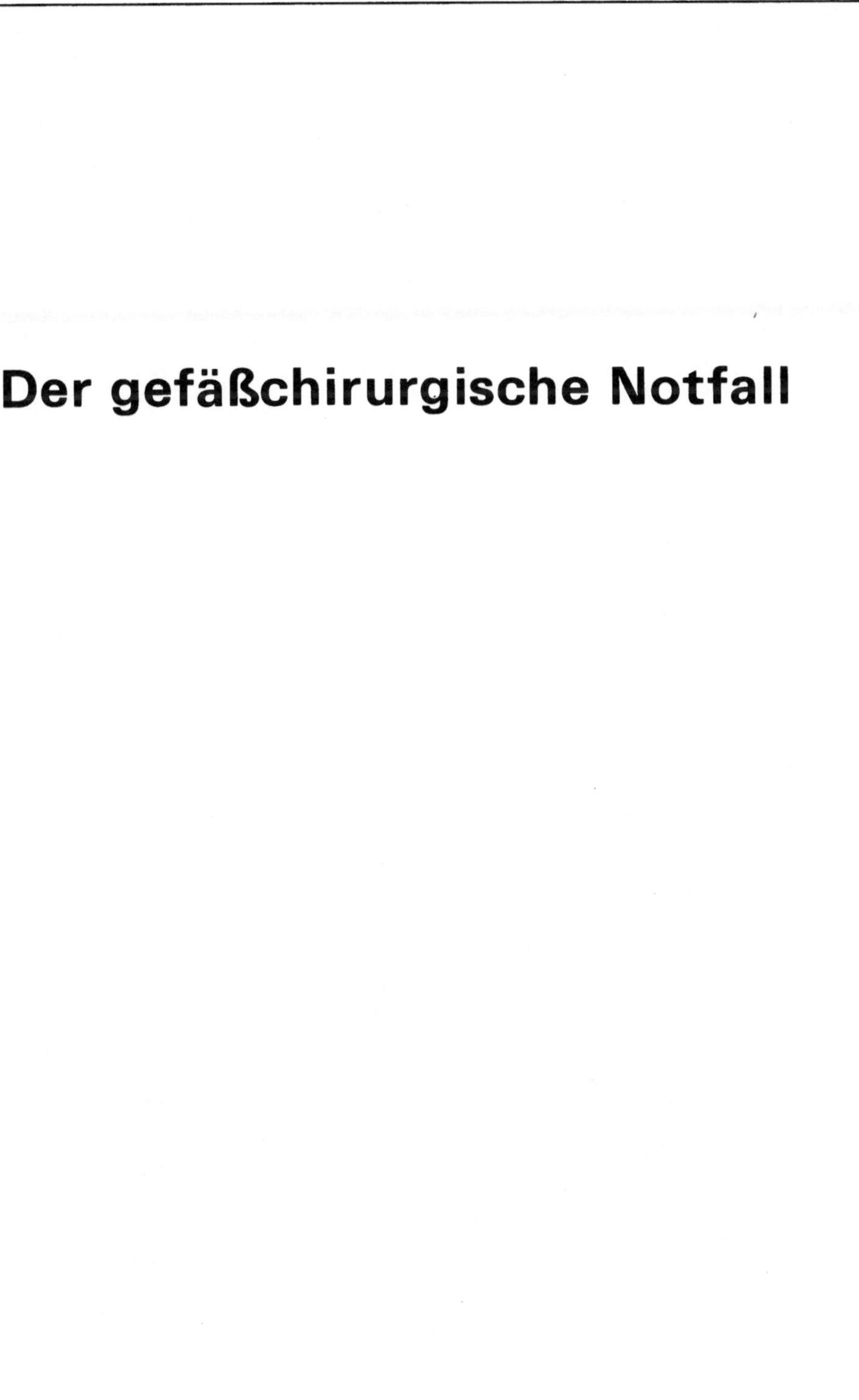

Der gefäßchirurgische Notfall

Es sollen zunächst einmal jene Möglichkeiten vorgestellt werden, die den Landchirurgen in eine Zwangssituation bringen. In so einer Notsituation muß er entscheiden, ob er bereit und imstande ist, den Patienten mit einem akuten vaskulären Leiden selbst zu behandeln, oder ob ihm die Zeit bleibt, diesen Patienten an eine Spezialabteilung zu überweisen. Neben rein organisatorischen und zeitlichen Problemen hängt diese Grenzziehung von seinen chirurgischen Fähigkeiten ab.

Für uns von Interesse sind folgende Gefäßerkrankungen:

- Der akute Gefäßverschluß (durch Thrombus oder Embolus).
- Das Aneurysma (das echte, das falsche und das dissezierende).
- Das Trauma (das offene, das geschlossene oder gedeckte, wobei wir wieder zwischen eröffnenden, penetrierenden und durchtrennenden Verletzungen unterscheiden, die iatrogene Gefäßverletzung).
- Die Beeinflussung des Gefäßsystems durch Tumorbildung (selten).

1 Der Verschluß

In diesem Buch soll nur der akute Gefäßverschluß besprochen werden, da der chronische im allgemeinen primär an angiologische und gefäßchirurgische Abteilungen eingewiesen wird.

Bei den Arterien unterscheiden wir prinzipiell zwischen arterieller Embolie und arterieller Thrombose. Bei den Venen gibt es nur die am Ort entstehende lokale Venenthrombose.

Die arterielle Embolie

Im typischen Fall ist die Diagnose rein klinisch zu stellen und leicht. Immer wird von den Patienten der plötzliche in die Extremität hineinfahrende Schmerz angegeben, der sehr heftig ist, sich tief in das Bewußtsein der Patienten hineingräbt. Die Extremität wird kühl und blaß, der Patient kann nicht mehr gehen bzw. den Arm nicht mehr bewegen. Es kommt im weiteren Verlauf auch zu Sensibilitätsstörungen und schließlich auch zu Störungen der Motilität. Es sei hier erinnert an die fünf „P“ von Pratt:

Pain – Schmerz
Pulselessness – Pulslosigkeit
Pallor – Blässe
Paresthesia – Gefühlsstörung
Paralysis – Lähmung

Diese Symptome, und vor allem ihr plötzliches Auftreten, deuten auf einen embolischen arteriellen Verschluß. Differentialdiagnostisch muß an die Phlegmasia coerulea dolens gedacht werden, da hier bei einem relativ raschen Beginn ebenfalls Pulslosigkeit bestehen kann. Es wird später noch näher darauf eingegangen.

Liegen nun die Symptome eines akuten embolischen arteriellen Gefäßverschlusses vor, sollte nach der Emboliequelle gesucht werden. Häufig ist das zurückzuführen auf Vorhofflimmern, Mitralklappenfehler, früher durchgemachte Herzinfarkte oder vorgeschaltete Gefäßerkrankungen.

Die klinische Diagnostik im Zusammenhang mit der Anamnese reicht in den meisten Fällen zur Diagnose eines arteriellen embolischen Verschlusses aus. Daher ist auch eine Angiographie nicht unbedingt erforderlich. Die Angiographie kostet wertvolle Zeit und Personal und bedeutet überdies auch eine finanzielle Belastung. Es ist also durchaus kein Fehler, einen akuten arteriellen embolischen Verschluß ohne eine Angiographie operativ anzugehen.

Die arterielle Thrombose

Wir beziehen uns hier vorwiegend auf die Thrombose der Arteria femoralis, welche unter ähnlichen Erscheinungen wie die arterielle Embolie in diesem Bereich einhergehen kann. Klinisch ist die Diagnose nicht mit Sicherheit zu stellen. Oft helfen Hinweise auf eine vorher bestehende Claudicatio intermittens, die auf arteriosklerotische Gefäßveränderungen zurückgeht, welche jetzt zum plötzlichen thrombotischen Verschluß des Gefäßes geführt haben. Im Gegensatz zur arteriellen Embolie ist der Beginn einer arteriellen Thrombose nicht so schlagartig und brutal, weil schon vorbestehende Gefäßstenosen eine Kollateralisierung dieses beginnenden Verschlusses bewirkt haben. So wird die akute Ischämiesymptomatik gemildert ablaufen. Im Gegensatz zur klassischen Embolie ist aber bei der arteriellen Thrombose eine Angiographie anzustreben, da häufig beim thrombotischen Verschluß die Thrombektomie allein nicht genügt, sondern der verschlossene Bezirk, wo schon erhebliche Gefäßwandveränderungen bestehen, durch eine Bypassoperation überbrückt werden muß.

Es ist aber nicht als Fehler zu werten, wenn man auch ohne Angiographie eine arterielle Thrombose operiert, da durch die Entfernung des Thrombus der Status quo wiederhergestellt wird, mit dem der Patient wieder wie vorher leben kann. Es ist nur unbedingt eine postoperative Antikoagulantienbehandlung durchzuführen. Danach sollte aber der Faktor ausgeschaltet werden, der zur Thrombose geführt hat. Nach einer erfolgreichen Thrombektomie auf Grund einer arteriellen Thrombose sollte der Patient an eine Spezialklinik transferiert werden, damit dort entschieden werden kann, ob ein weiteres chirurgisches Vorgehen (Bypassoperation oder ähnliches) notwendig ist.

Eine Sonderform einer arteriellen Thrombose ist die akute Thrombosierung eines poplitealen Aneurysmas. Diese Form der dilatierenden Arteriopathie mit spezieller Lokalisation im Bereich des Kniegelenkes ist nicht so selten, wie allgemein angenommen wird. Es kann daher ein plötzlicher Popliteaverschluß, der angiographisch auch als solcher gedeutet wurde, intraoperativ die Überraschung eines poplitealen Aneurysmas bieten. Ein sicherer klinischer Hinweis auf das Vorliegen eines solchen Aneurysmas ist ein kräftiger Puls auf der kontralateralen Seite, der schon den Verdacht auf das Vorliegen eines auf dieser Seite noch nicht thrombosierten poplitealen Aneurysmas nahelegt. In der Mehrzahl der Fälle sind nämlich solche poplitealen Aneurysmen beidseitig. Wegen der eigenen Problematik der poplitealen Aneurysmen wird im speziellen Teil des Buches auf diese näher eingegangen.

Die akute Venenthrombose

Wir beziehen uns hier wiederum auf die akute Thrombose der unteren Extremität. Sie verläuft in vielen Fällen stumm und schleichend und kann im Zusammenhang mit vorherigen chirurgischen Eingriffen am Patienten (Leistenhernie, Gallenblase, gynäkologische Operationen oder ähnlichem) zur Lungenembolie führen. Hier helfen nur die bekannten prophylaktischen Maßnahmen, wie Kompressionsstrumpfbehandlung, Mobilisation und Antikoagulantientherapie, um die Risiken einer Lungenarterienembolie zu verringern.

Eine besondere Form der Venenthrombose der unteren Extremität stellt jedoch die Phlegmasia coerulea dolens dar, bei der sämtliche abführenden Venen einer unteren Extremität durch Thromben blockiert sind. Diese Erkrankung kann in ihrem späteren Stadium auch einmal mit einem arteriellen Verschluß verwechselt werden, da infolge des hochgradigen Ödems der Extremität die Pulse in der Peripherie nicht mehr getastet werden können. Der Beginn einer solchen Erkrankung ist aber nicht so akut wie der einer arteriellen Embolie. Im Vordergrund steht ein stark geschwollenes Bein (doppelt so stark wie die andere Extremität) mit bläulich livider Verfärbung. Die Schmerzen sind nicht so ausgeprägt wie beim arteriellen Verschluß, es wird mehr ein starkes Spannungsgefühl angegeben.

Häufig besteht ein Druckschmerz im Bereich der Kniekehle und der Wadenmuskulatur und an der Innenseite des Beins im Verlauf der Vena femoralis. Bei mageren Patienten kann auch inguinal, medial vom Puls der Arteria femoralis eine druckschmerzhafte Vena femoralis getastet werden. Die klassische Phlegmasia coerulea dolens bietet an sich diagnostisch keine Schwierigkeiten. Dennoch sollte beim Verdacht auf das Vorliegen einer Beinbeckenvenenthrombose eine phlebographische Untersuchung durchgeführt werden, um die Ausdehnung der Thrombose nach cranial zu erkennen.

Die Technik der Phlebographie soll hier nicht näher beschrieben werden, es soll nur insoweit klargestellt werden, daß eine Staubinde um die Extremität gelegt und danach das Kontrastmittel in eine oberflächliche Fußrückenvene injiziert werden soll. Ist das nicht möglich, kann auch der Anfangsteil der Vena saphena magna in Knöchelebene in Lokalanästhesie freigelegt werden. Wichtig ist, daß das Kontrastmittel in die durch einen Stauschlauch abgeschnürte Extremität injiziert wird, um so das Kontrastmittel zum Abfluß durch die tiefen Beinvenen zu zwingen.

Obwohl die chirurgische Therapie der Beckenbeinvenenthrombose in die Hand des gefäßchirurgisch Erfahrenen gehört und im allgemeinen innerhalb eines Zeitraumes von einer Woche ausgeführt werden kann, wodurch die Möglichkeit der Transferierung eines solchen Patienten an eine Spezialklinik besteht, wurde sie als Kapitel in den speziellen Teil dieses Buches aufgenommen, da sie im Falle der Phlegmasia coerulea dolens so akut verlaufen kann, daß der periphere Chirurg zur sofortigen chirurgischen Desobliteration gezwungen ist. Eine andere Möglichkeit ist die Thrombolyse durch Streptokinase oder Urokinase, doch ist diese fibrinolytische Therapie bei frischoperierten Patienten nicht möglich.

Die akute Axillarvenenthrombose

Ein Sonderkapitel einer Venenthrombose stellt die akute Axillarvenen- und Subclaviavenenthrombose dar, welche auch „Paget-von-Schrötter-Syndrom" genannt wird. Die Erkrankung wird im allgemeinen nicht erkannt, da die Symptome relativ geringfügig sind und da vor allem nicht daran gedacht wird. Es kommt auch vor, daß die Patienten, die über ein allgemeines Spannungsgefühl in der Hand und auch über Parästhesien klagen, nicht genau untersucht werden. Hier besteht eine Schwellung des

Unterarmes und der Hand mit einem deutlichen Hervortreten der Venen des Handrückens. Infolge der Kollateralisierung ist die Venenzeichnung über der Schulter und den großen Brustmuskeln deutlich sichtbar, die Venen verlaufen geschlängelt über den Brustkorb zur anderen Seite. Häufig entstehen diese Erkrankungen bei muskelkräftigen Menschen, welche nach anstrengender körperlicher Arbeit oder sportlicher Anstrengung mit der betreffenden Hand nun die Beschwerden verspüren. Die Diagnose ist klinisch nur verdachtsmäßig zu stellen, die endgültige Abklärung erfolgt durch die Phlebographie. Diese Erkrankung soll vom Allgemeinchirurgen aber nicht operativ angegangen werden, da in den meisten Fällen die spontane Kollateralisierung ausreicht und keine Zeichen einer Phlegmasie bestehen. Es soll nur der Vollständigkeit halber auf dieses Krankheitsbild hingewiesen werden, damit man an die mögliche Differentialdiagnose eines akuten arteriellen Verschlusses erinnert wird.

Das Tourniquet-Syndrom

Im Zusammenhang mit einem akuten arteriellen Verschluß einer Extremitätenarterie muß das Tourniquet-Syndrom erwähnt werden. Es handelt sich dabei um eine Belastung der Ausscheidungsfähigkeit der Niere nach Wiedereröffnung eines arteriellen Verschlusses. In Abhängigkeit von der durch die Ischämiezeit von der Blutversorgung abgeschnittenen Muskelmasse kommt es nach Wiedereröffnung der Strombahn durch Einschwemmen von Muskeltrümmern, von Myoglobin, Eiweißkörpern, Gewebshormonen, Kaliumionen zur Überflutung des Gesamtorganismus mit diesen Abbauprodukten, was als Tourniquet-Syndrom bezeichnet wird. Da diese Abbauprodukte nicht im ausreichenden Maße durch die Niere ausgeschieden werden können, kommt es zur Blockierung der Nierenfunktion. Es ist daher, vor allem nach längerer Ischämiezeit, unbedingt auf die Nierenfunktion zu achten und reichlich zu infundieren. Je länger also eine Extremität von der Blutversorgung abgeschnitten war, desto größer ist die Gefahr eines solchen Tourniquet-Syndroms. Hier ist die Durchführung einer Fascienspaltung am Unterschenkel wichtig, um auch der Muskulatur der Anteriorloge, welche in eine enge Fascie eingezwängt ist, die Möglichkeit der Ausdehnung und Erholung zu geben. Die technische Durchführung der Fascienspaltung sei hier gestreift: es werden zwei oder drei Incisionen über der Anteriorloge durchgeführt und die Fascie des Unterschenkels streckseitig durch eine Schere längs-eröffnet.

2 Das Aneurysma

Das echte Aneurysma

Das echte Aneurysma eines arteriellen Gefäßes ist eine durch Nachlassen der Wandelastizität auftretende spindelförmige und sackartige Ausweitung. Zumeist ist die Media, also die Mittelschichte der Gefäßwand, von der Erkrankung betroffen. Die Muskulatur des Gefäßes ist durch degenerative oder entzündliche (Arteriosklerose oder Lues), oder auch durch angeborene Veränderungen (Marfan-Syndrom) zugrunde gegangen. Dadurch wird die Elastizität der Gefäßwand herabgesetzt, und die Muskulatur wird durch Bindegewebe ersetzt. Das Bindegewebe ist aber nicht imstande, dem arteriellen Blutdruck zu widerstehen. Dadurch kommt es zur Ausweitung des Gefäßes. Es gibt Prädilektionsstellen solcher degenerativer dilatierender Arteriopathien, d. h. diese Gefäßveränderungen können in gewissen Körperregionen besonders häufig vorkommen. Hier seien das Aneurysma der Arteria subclavia nach dem Durchtritt durch die Scalenuslücke am Hals oder nach der costoclavicularen Enge, das Aneurysma der infrarenalen Aorta und das Aneurysma der Arteria poplitea nach dem Adduktorenkanal herausgegriffen. Die Hauptgefahr der aneurysmatischen Ausweitung eines Gefäßes ist die Ruptur bzw. die pheriphere Embolisation durch Thromben von der aneurysmatischen Gefäßwand. Aus diesem Grund ist ein Aneurysma einer Arterie eine absolute Operationsindikation.

Es soll nicht bezweifelt werden, daß der Landchirurg rein technisch imstande sein kann, ein rupturierendes Aneurysma der infrarenalen Aorta erfolgreich zu behandeln, vor allem wenn er eine gewisse Ausbildungszeit an einer gefäßchirurgischen Abteilung verbracht hat. Doch ist die postoperative Gefährdung eines Patienten, welcher erfolgreich an einem rupturierenden Aortenaneurysma operiert wurde, außerordentlich groß. Die postoperative Nachsorge bedarf eines großen personellen, technischen und räumlichen Aufwandes (Intensivstation). Es wäre daher sinnvoller, einen solchen Patienten an eine gefäßchirurgische Spezialklinik zu transferieren, wozu heute der Hubschrauber als Transportmittel der Wahl zur Verfügung steht (allzu häufig sind diese Fälle in unseren Breiten ja doch nicht).

Das gleiche gilt auch für das symptomlose Aneurysma der infrarenalen Aorta. Diese Patienten können an eine Spezialeinheit transferiert und dort erfolgreich behandelt werden. Aus diesem Grund wurde das Aortenaneurysma nicht in diese Darstellung aufgenommen. Hingegen wird dem Aneurysma der Arteria poplitea, das als Überraschungsbefund immer wieder vorkommt, ein entsprechender Beitrag in diesem Buch gewidmet.

Das falsche Aneurysma

Bei diesem Aneurysma handelt es sich um ein sogenanntes pulsierendes Haematom. Es muß vorher eine penetrierende Gefäßverletzung stattgefunden haben, welche zunächst durch die Blutgerinnungsfaktoren verschlossen worden ist, dann aber infolge eines Nachgebens dieses Gerinnungspfropfens zu einer Blutung in das periarterielle Gewebe führt. Diese Blutung wird zunächst durch eine Pseudomembran eingedämmt, wobei es dann immer wieder zu Rißstellen in dieser Pseudomembran kommt, wodurch das falsche Aneurysma immer größer wird. Bei diesem Aneurysma ist die Gefahr der Ruptur besonders groß, die Gefahr einer peripheren Embolie besteht aber nicht. Die Indikation zur Operation ist absolut. Deswegen wurde in diesem Buch das falsche Aneurysma der Arteria femoralis, welches sowohl durch Unfälle des täglichen Lebens als auch durch eine iatrogene Verletzung nach einer Gefäßpunktion oder Katheterangiographie auftreten kann, aufgenommen.

Das dissezierende Aneurysma

Hier gibt es im wesentlichen zwei Formen, die von praktischer Bedeutung sind. Einmal beginnt die Dissektion direkt hinter der Aortenklappe, und die Wandschichten werden auseinander gedrängt, d. h. der Blutstrom wühlt sich zwischen Media und Adventitia weiter fort, und es bilden sich im Laufe der Zeit zwei Lumina. Die Rupturgefahr ist extrem groß. Die Ursache diese Aneurysmen ist Hypertonie und Arteriosklerose mit oder ohne Trauma. Für den peripheren Landchirurgen ist eine Therapie unmöglich. Er sollte daher versuchen, einen solchen Patienten, bei dem der Verdacht auf eine Dissektion der Aorta besteht, an eine Spezialklinik zu überweisen, die eine herzchirurgische Operation mit Herz-Lungen-Maschine durchführen kann.

Zum anderen kann eine Dissektion im Bereiche des Aortenbogens, knapp nach dem Abgang der Arteria subclavia – eine sogenannte „Riß-Stelle“ – auftreten. Diese Stelle ist prädestiniert für das Auftreten von falschen Aneurysmen oder Dissektionen nach einem sogenannten Decelerationstrauma (Sturz aus großer Höhe, Autounfall). Sowohl das hier entstehende, durch den Riß der Aortenwand zunächst abgekapselte, als auch das hieraus resultierende dissezierende Aneurysma kann im Landkrankenhaus nicht operiert werden. Auch hier empfiehlt sich der rasche Transport mit Hubschrauber an eine Spezialklinik.

3 Das Trauma

Wir haben unterschieden zwischen offenem und geschlossenem Gefäßtrauma, jeweils wiederum eingeteilt in eröffnendes, penetrierendes und durchtrennendes. Ein besonderer Teil dieses Kapitels soll den iatrogenen Gefäßverletzungen gewidmet werden.

Die offene Gefäßverletzung

Hier steht immer der Blutungsschock bzw. die Blutung nach außen im Vordergrund des klinischen Erscheinungsbildes. Bei nicht zu alten Patienten kann die Blutung aus einem durchtrennten Gefäß größeren Kalibers (etwa Arteria brachialis) bereits zum Stehen gekommen sein, wenn der Patient den Chirurgen erreicht hat. Ischämische Schmerzen werden wegen des Blutverlustes und des protrahierten Schockzustandes nicht mehr gespürt, es besteht auch kein peripherer Ischämieschmerz mehr. Die peripheren Pulse fehlen und können oft an der kontralateralen Seite (die immer geprüft werden muß!) auch nicht getastet werden. Hier muß zunächst dringend die Kreislaufsubstitution erfolgen, die Wunde muß exakt excidiert und es muß nach zusammengerollten Gefäßstümpfen gesucht werden. Nach Kreislauferholung kann man jetzt in der Wunde den zusammengerollten Stumpf der zentralen Arterie pulsieren sehen. Dieser und der distale Stumpf des Gefäßes können oft infolge der Elastizität der Gefäße weit in das Gewebe zurückgezogen sein. Ist der pulsierende Gefäßstumpf dargestellt, so ist die Diagnose einer peripheren, durchtrennenden Arterienverletzung sicher. Eine Angiographie ist daher nicht notwendig.

Bei eröffnenden, aber nicht durchtrennenden Gefäßverletzungen besteht dieser Mechanismus der Retraktion des Gefäßstumpfes nicht. Hier kann die Blutung durchaus zum Verblutungstod führen. Aus diesem Grund ist die Rolle des Erstversorgers besonders wichtig, der durch Fingerkompression oder Anlegen eines Kompressionsverbandes diese Blutung eindämmen muß.

Bei der offenen Venenverletzung steht ebenfalls die Blutung nach außen im Vordergrund der klinischen Erscheinungen. Bei Durchtrennung einer großen Vene fehlt die Abdichtungstendenz durch Kontraktion des Gefäßstumpfes. Die venöse Blutung kann daher gefährlicher sein als die arterielle. Auch bei der Operation ist die venöse Überflutung des Operationsgebietes wesentlich unangenehmer als die arterielle Blutung, die vom Operationsbereich wegspritzt. Hier empfiehlt sich ebenfalls digitale Kompression durch den Erstversorger bzw. bei Verletzungen kleinerer Venen das Anlegen eines Kompressionsverbandes und das Hochlagern der Extremität.

Wie soll sich nun der Chirurg verhalten, wenn ein Patient eingeliefert wird, bei dem eine offene Gefäßwunde vorerst nur durch eine digitale Kompression versorgt wird. Hier kann man nur allgemeine Hinweise geben.

- Zunächst soll der Patient in den Operationssaal gebracht werden,
- die Kreislaufsubstitution bzw.
- Blutgruppenbestimmung und Transfusion erfolgen.
- Nun wird die Wunde steril gewaschen und
- die Assistenz übernimmt die Kompression der blutenden Gefäßwunde.
- Nach Friedreichscher Wundexcision und Handschuhwechsel wird versucht, das Gefäß oberhalb und unterhalb der blutenden Stelle freizupräparieren und atraumatisch zu klemmen (Idealfall).

Bei venösen Verletzungen ist es günstiger, die Vene oberhalb und unterhalb durch Stieltupferkompression zu blockieren. Nun wird versucht, die Gefäßwunde durch eine atraumatische 4/0 oder 5/0 monofile Naht zu versorgen. Gelingt die oberhalb/unterhalb Klemmung nicht, so erfolgt die offene Versorgung der Blutung. Der Assistent komprimiert das zuführende Gefäß mit dem Finger, und die Naht wird während der Blutung, wobei mit einem elektrischen Sauger abgesaugt werden muß, gelegt. Diese beiden Methoden führen immer zum Ziel, vor allem dann, wenn man nach dem ersten Teil einer U-Naht den Faden spannt und gespannt hält, so daß der zweite Teil der Naht unter besserer Kontrolle der Blutung ausgeführt werden kann.

Die geschlossene Gefäßverletzung

Die geschlossene (gedeckte) Gefäßverletzung, welche häufig als Begleiterscheinung bei Knochen-Weichteiltraumen vorkommt, kann größere differentialdiagnostische Schwierigkeiten bereiten. Durchblutung, Sensibilität und Motorik einer Fraktur sind in jedem Falle unbedingt zu prüfen.

Hier können nun verschiedene Verletzungsarten vorliegen: Anspießen eines Gefäßes durch ein Fragment eines gebrochenen Knochens. In einem solchen Fall kann die periphere Durchblutung sogar noch vorhanden sein, dennoch besteht eine schwere Gefäßverletzung, mit der die Bedrohung der Extremität einhergeht. Es soll darauf hingewiesen werden, daß bei Extremitätenfrakturen mit auffällig zunehmendem Haematom, raschem Absinken des Haematokrites und Verschlechterung der Kreislaufsituation, die Durchführung einer Angiographie unbedingt und rasch anzustreben ist.

Diagnostische Hilfsmittel bleiben Hilfsmittel: Am ehesten ist noch die Dopplerultraschalluntersuchung und die Oszillographie in der Lage, darüber Auskunft zu geben, ob peripher einer mutmaßlichen Arterienverletzung noch Blut fließt. Diese Untersuchung muß aber immer im Vergleich mit der gesunden Seite erfolgen. Beide Untersuchungsmethoden sagen nichts über die Blutmenge aus, die durch dieses Gefäßgebiet fließt. Eine Venenverschlußplethysmographie kann an einer verletzten Extremität nicht durchgeführt werden.

Wenn also der Verdacht auf eine gedeckte Arterienverletzung besteht, soll angiographiert werden. Die Methode der Angiographie ist heutzutage so weit verbreitet, daß auf eine ausführliche Darstellung verzichtet werden kann.

Die chirurgische Versorgung einer durch Angiographie aufgedeckten Gefäßverletzung soll ihr Ziel immer in der Rekonstruktion des verletzten Gefäßabschnittes haben. Es soll auf keinen Fall eine Anastomose „erzwungen“ werden. Vielmehr müssen die Gefäßstümpfe so weit reseziert werden, bis gesunde Gefäßabschnitte vorliegen, und dann soll die Rekonstruktion durch Implantation eines Venentransplantates erfolgen (siehe S. 73).

Die iatrogene Gefäßverletzung

In der heutigen Zeit spielen die iatrogenen Gefäßverletzungen eine besondere Rolle. Das liegt daran, daß sie im Rahmen größerer Klinikeinheiten mit ihren modernen, eingreifenden diagnostischen Verfahren nie ganz ausgeschlossen sind, und daher einkalkuliert werden müssen.

Diese Gefäßverletzungen durch Angiographien oder Katheteruntersuchungen sind in diesem Buch behandelt (Stichverletzung und falsches Aneurysma der Arteria femoralis), wenn sie auch im peripheren Krankenhaus kaum vorkommen.

Unangenehm jedoch für jeden Chirurgen sind die unerwarteten iatrogenen Verletzungen größerer Gefäße, wie sie bei Routineoperationen vorkommen können. Dann ist die richtige Verhaltensweise des Chirurgen entscheidend wichtig. Ein Universalrezept gibt es nicht, es können nur allgemeine Richtlinien vermittelt werden. Wenn es stark blutet, besteht der Verdacht auf eine unbeabsichtigte Verletzung eines großen Gefäßes. Hier gilt der gleiche Grundsatz wie bei der oben zitierten offenen Gefäßverletzung:

- Finger auf die blutende Stelle und Ruhe bewahren.
- Vorbereitung eines elektrischen Saugers.
- Bereitstellung eines atraumatischen Nadelhalters mit einem atraumatischen 4/0 oder 5/0 monofilen Nahtmaterial.
- Die Assistenz übernimmt die digitale Kompression der Blutung.
- Es wird versucht, das verletzte Gefäß oberhalb und unterhalb der Blutungsstelle freizulegen und atraumatisch zu klemmen. Bei Verletzungen von Venen ist die Kompression durch Stieltupfer sicherer und schonender. Es sollen nie scharfe, verletzende Klemmen verwendet werden.

Wenn so vorgegangen wird, gelingt es in den meisten Fällen, die iatrogene Gefäßverletzung zu beherrschen und den normalen Blutfluß wiederherzustellen. Wenn das nicht möglich ist, sollte das Gefäß oberhalb und unterhalb der Verletzungsstelle ligiert werden und die rasche Transferierung des Patienten an eine Spezialklinik erfolgen.

Zusammenfassend wollen wir daher noch einmal betonen, daß die iatrogene Gefäßverletzung heutzutage nicht mehr mit der endgültigen Ligatur eines großen Gefäßes behandelt werden dürfte, wenn dadurch eine Extremität oder ein Organ bedroht ist.

4 Die Kompression oder Veränderung der Gefäße durch Tumorbildung

Dieses Kapitel kann relativ kurz gefaßt werden, da es hier selten zu schweren akuten Notfällen kommen kann und da bei exakter Voruntersuchung die Tumorkompression eines Gefäßes bereits präoperativ bekannt ist. Es soll nur der Vollständigkeit halber erwähnt werden, daß vor allem im Bereich des kleinen Beckens Tumoren vorkommen, die infiltrativ in die Gefäße einwachsen oder die Gefäße von außen komprimieren und dadurch entweder zur venösen Stauung oder arteriellen Durchblutungsbehinderung führen können. Hier besteht aber immer die Möglichkeit der Transferierung des Patienten an eine Spezialklinik, wo dann in Zusammenarbeit zwischen dem Tumor- und Gefäßchirurgen die geeignete Therapie durchgeführt werden kann. Sollte es doch einmal infolge einer Tumorresektion zur Verletzung eines großen Gefäßes kommen, so gelten die gleichen Grundsätze wie bei den iatrogenen Gefäßverletzungen.

Das minimale Notfallbesteck

Gefäßchirurgie kann ohne eine gewisse Anzahl und Auswahl spezieller Instrumente nicht richtig ausgeführt werden. Wenn mit ungeeigneten Instrumenten an Gefäßen operiert wird, kann ein beträchtlicher Schaden verursacht werden.

Die üblicherweise verwendeten „atraumatischen" Instrumente haben eine Länge von 18 bis 22 cm. Die Erfahrung hat gezeigt, daß bei Gefäßoperationen an den Extremitäten diese Länge sowohl für die Hände des Operateurs als auch für den Einsatz im Operationsgebiet am günstigsten ist. Bei tieferliegendem Operationsfeld – wie z. B. bei der Aorta – braucht man natürlich längere Instrumente (25 bis 28 cm).

Atraumatische Instrumente sollten von der Definition her nicht verletzen. Trotzdem kann man mit ihnen beträchtlichen Schaden anrichten, wenn man grob und gewebeschädigend vorgeht.

Diese Spezialinstrumente (vor allem Pinzette und Nadelhalter) haben an ihren Greifflächen (Maul) besondere Riffelungen aus Spezialstahl oder Hartmetall, die anders als üblich geformt sind. Hier hat sich der sogenannte „Diamond jaw" ganz vorzüglich bewährt.

Mit diesen atraumatischen Instrumenten sollten andere Operationen als solche direkt am Gefäß nicht durchgeführt werden. Zur „normalen" Präparation der Gefäße soll noch allgemein-chirurgisches Instrumentarium verwendet werden, welches erst bei Eröffnung der Arterie bzw. Manipulation am Gefäß selbst durch das spezielle ersetzt wird. Es sollte mit der Pinzette möglichst nicht die ganze Gefäßwand gefaßt werden, sondern nur die Adventitia oder das periadventitielle Gewebe. Das ist vor allem dann außerordentlich wichtig, wenn an Venen operiert wird, bzw. diese für einen Patch oder Bypass präpariert und angefaßt werden müssen.

Als Grundsatz sollte immer beachtet werden: je seltener ein Gefäß angefaßt wird, desto besser. In falschem Übereifer beim Assistieren wird das oft übersehen.

Im folgenden sollen diejenigen Instrumente vorgestellt werden, die zusammen das ausreichende Minimalbesteck für einen Chirurgen darstellen, der sich nur fallweise mit Gefäßchirurgie beschäftigen will oder muß. Es sei in diesem Zusammenhang das sogenannte „Heidelberger gefäßchirurgische Notfallbesteck" erwähnt, welches in etwa unseren Vorschlägen entspricht, allerdings noch eine Reihe zusätzlicher Instrumente beinhaltet, die über die unumgängliche Grundausrüstung hinausgehen.

Die hier angeführten Instrumente sollten in Form eines sterilen Sets im OP-Saal ständig bereit liegen, um im Falle eines Falles sofort greifbar zu sein:

Wundspreizer nach Gelpi (1 flacher und 1 tiefer, 20 cm lang)
Atraumatische Pinzette (2 Stück, 18 cm)
Atraumatischer Nadelhalter nach Walton (1 Stück, 18 cm)
Präparierklemme nach Halstead (1 Stück, 18 cm)
Dissektionsspatel nach Freer-Kieny (1 Stück, 18 cm)
Stichskalpell, Messer Nr. 11
Präparierschere nach Metzenbaum (modifiziert, 1 Stück, 18 cm)
Gefäßschere nach Potts (1 Stück, 18 cm)
Atraumatische Gefäßklemme nach DeBakey (2 × 2 Stück, 12 bzw. 18 cm)
Embolektomiekatheter nach Fogarty (verschiedene Größen)
Knopfkanüle (Eigenentwicklung) oder ähnliches (1 Stück)
Monofiles Nahtmaterial (3/0, 4/0, 5/0, 6/0, doppelt armiert)

1-2-3

1 Der Wundspreizer nach Gelpi

Dieser Wundspreizer eignet sich besonders gut für das Auseinanderhalten der Wundränder (es kann unter Umständen auch ein herkömmlicher Spreizer verwendet werden). Die spitzen Enden der 2 Spreizarme sind nach unten stark abgewinkelt (ca. 70°) und hakenförmig nach außen gebogen.

Beim Aufspreizen verankern sich die Arme fest im Gewebe, ohne es zu traumatisieren. Diesen Spreizer gibt es in einer flachen und tieferreichenden Version und in verschiedenen Längen. Ideal ist eine Länge von ca. 20 cm und eine Tiefe von 4 cm bzw. 8 cm. Er hat noch den Vorteil, daß sich Anastomosenfäden nicht fangen können, wenn während des Nähens das Spreizerschloß mit einem leicht feuchten Tuch bedeckt wird.

2 Die Präparierschere nach Metzenbaum (modifiziert)

Die Präparierschere nach Metzenbaum, etwas modifiziert (ca. 18 cm), ist leicht gebogen und sollte nicht zu spitz sein.

Sie hat eine spezielle „Diamond-edge"-Schneide, die aus Edelstahl besteht und eine präzise Schnittführung ermöglicht.

Die Schere sollte nicht zum Abschneiden von Ligaturen oder Fäden verwendet werden.

3 Die Gefäßschere nach Potts

Die gewinkelte (60°) Schere nach Potts (ca. 18 cm) eignet sich, wie etwa beim Ductus choledochus, am besten zum Aufschneiden von Gefäßen, nachdem vorher mit dem Stichskalpell ein strichförmiger Längsschnitt (ca. 5 mm) in der Gefäßwand gesetzt wurde. Dieses Instrument eignet sich auch hervorragend zum Zuschneiden von Venenpatches oder Bypassvenen.

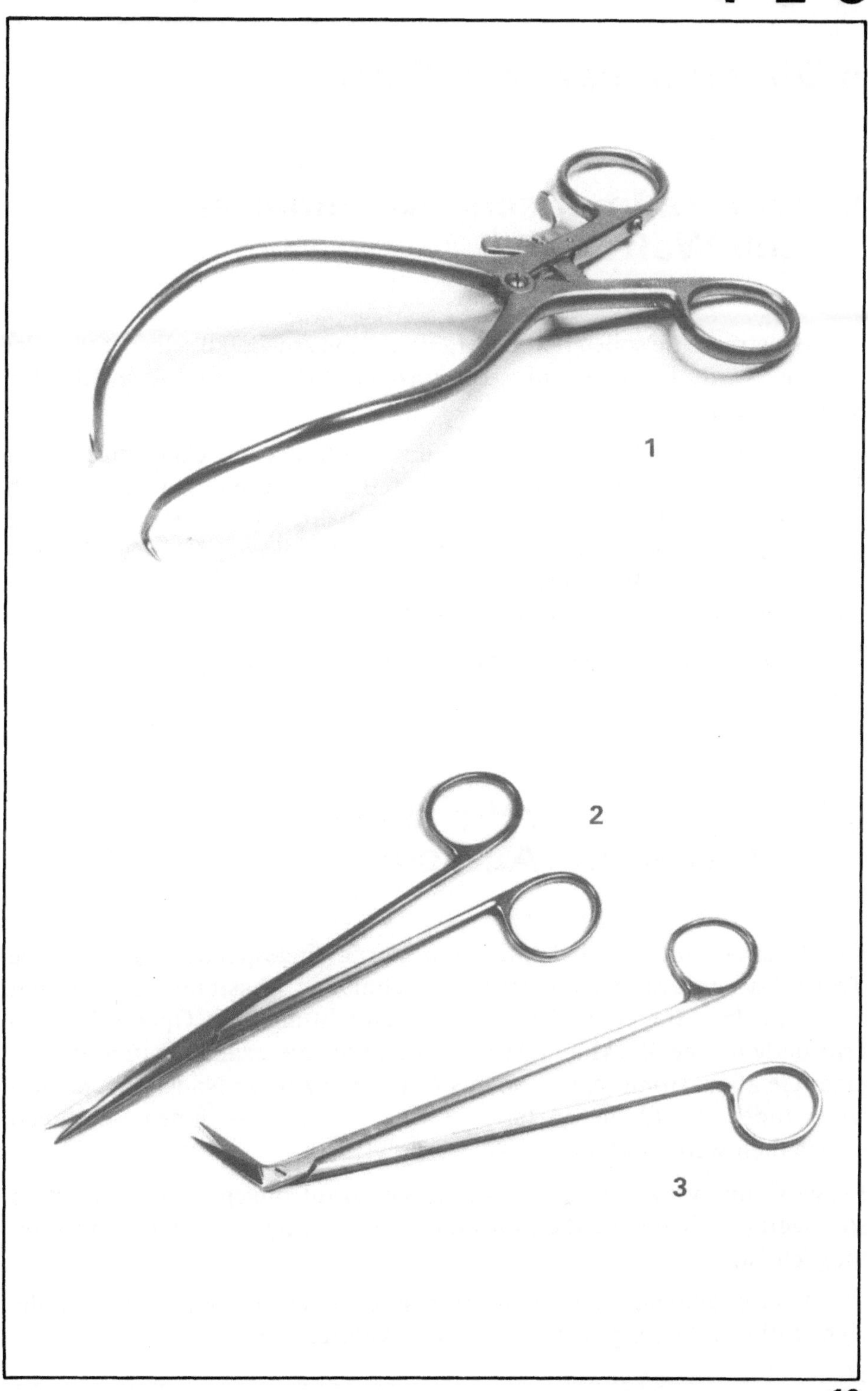
1
2
3

4-5-6

4 Die atraumatische Pinzette

5 Der atraumatische Nadelhalter nach Walton

Diese Instrumente sollen nur zur Manipulation am Gefäß selbst verwendet werden – d. h. weder für die normale Präparation noch für den Wundverschluß.

Pinzette wie Nadelhalter haben in ihrem Maul eine feilenartige, stark geriffelte Greiffläche aus Wolframkarbid („Diamond jaw"), wodurch atraumatisches Operieren möglich ist. Diese Greiffläche erlaubt es auch, die Nadel schräg einzuspannen. Der Nadelhalter hat einen Durchsteckverschluß. Im Bild ist eine Nadel mit atraumatischem Faden (monofiler Faden, Stärke 5/0, doppelt armiert) eingespannt.

Empfohlene Länge für beide Instrumente: 18 cm, für Operationen in der Tiefe: ca. 25 cm.

6 Der atraumatische Nadelhalter nach Walton (Ausschnitt)

Der Bildausschnitt zeigt deutlich die schräg eingespannte Nadel. Diese Technik des Schrägeinspannens ist manchmal an Anastomosenecken und vor allem bei „Backhand-Technik" (Stichrichtung vom Operateur weg) erforderlich. Die Backhand-Technik gestattet die exakte Durchführung einer Gefäßanastomose, weil so das Grundprinzip der Nadelführung von Vene (oder Patch) zur Arterie außen – innen – innen – außen eingehalten werden kann.

Dieses Grundprinzip (es wird noch näher darauf eingegangen) ist deshalb so wichtig, weil nur so die vollständige Erfassung *aller* Wandschichten möglich ist.

Die Arterie sollte niemals von außen gestochen werden (wegen der Gefahr einer Intimaabhebung, vor allem bei verkalkten Gefäßen!)

4-5-6

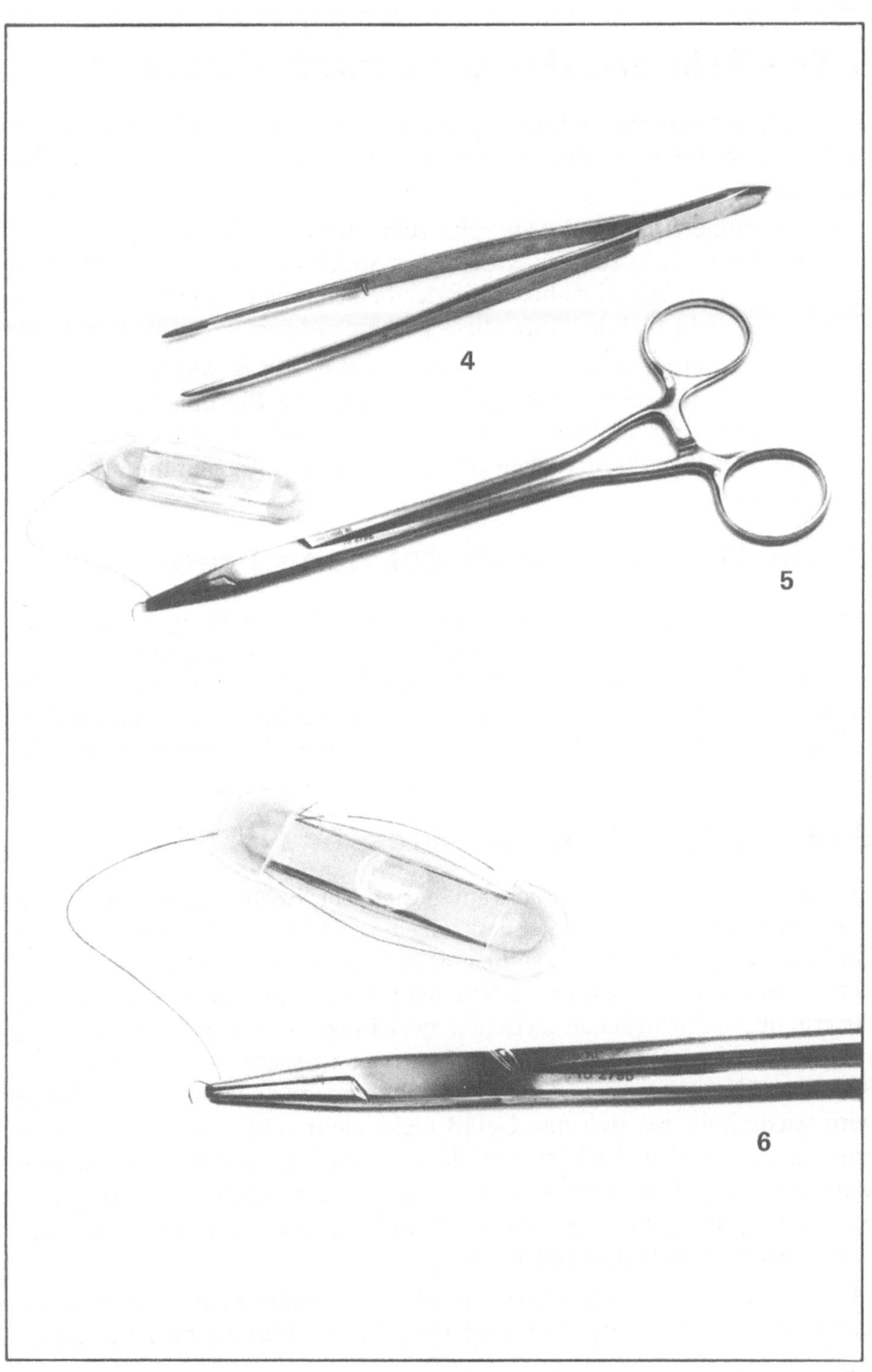

7 Die Präparierklemme nach Halstead

Die viertelkreisförmig gebogene Präparierklemme (ca. 18 cm lang) gestattet nach scharfer Präparation der Gefäße von oben deren Anschlingung.

Diese Klemme sollte nicht zu spitz sein, um eine Verletzung der Hinterwand der Gefäße zu vermeiden. Man sollte sie immer von derjenigen Seite der Arterie her einführen, die der begleitenden Vene abgekehrt ist, damit man nicht Gefahr läuft, diese zu beschädigen.

Die Gefäßanschlingung, welche *immer* durchgeführt werden muß (ein Grundprinzip der Gefäßchirurgie, das auch eine Blutungskontrolle erlaubt!), sollte mit dicken paraffinierten Seidenfäden oder elastischen Gummi- oder Plastikschläuchen erfolgen (nicht mit sogenannten Dochten oder Nabelbändchen).

8 Der Dissektionsspatel nach Freer-Kieny

Der Dissektionsspatel (ca. 18 cm lang) dient zur Ablösung festsitzender Thromben von der Intima der Gefäßwand bzw. der Abtragung verdickter und obliterierender Intimamassen (offene Thrombarteriektomie). Da die offene Thrombarteriektomie aber eine nicht ungefährliche Operation ist, soll der Spatel nur zur Entfernung festhaftender Thromben verwendet werden.

9 Das Stichskalpell (Messer Nr. 11)

Das Messer Nr. 11 eignet sich am besten zur Eröffnung von Gefäßen (natürlich nur nach vorheriger zentraler und peripherer Klemmung). Vor der Eröffnung eines Gefäßes sollte man sich immer von der Vollständigkeit der Klemmung überzeugen, indem man nach zentraler Klemmung die Arterie durch Ausdrücken zwischen zwei Fingern entleert und dann erst peripher abklemmt. Füllt sich das Gefäß von neuem, so hat man einen Seitenast übersehen. Dieser wird gesucht und abgebunden. Das Ganze wird wiederholt, bis sich das Gefäß nicht mehr füllt. Nun erst kann es angestochen werden, doch ist unbedingt zu beachten, daß man *niemals ein ungefülltes Gefäß anstechen soll.* Deshalb wird vorher die periphere Klemme vorübergehend gelockert. Dann kann die Arteriotomie mit der Schere nach Potts fortgesetzt werden.

Blutet es einmal aus der Stichinzisionsöffnung, genügt es, diese manuell zu komprimieren, abzusaugen und die Ursache der Blutung auszuschalten.

7-8-9

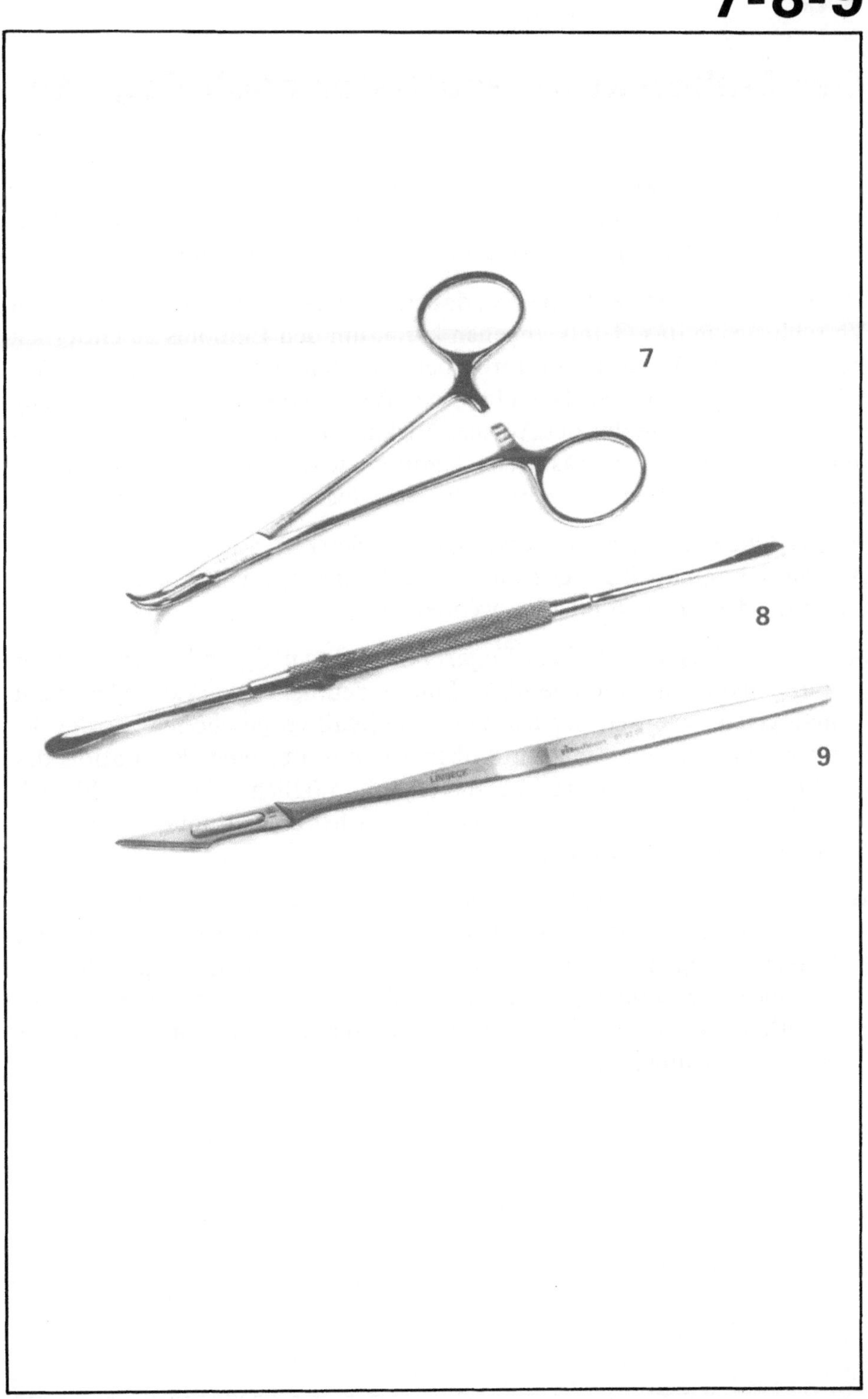

10

Der Embolektomiekatheter nach Fogarty

Dieser Katheter besitzt hinter der Spitze eine kleine Gummimanschette, die mittels einer hinten angesetzten Injektionsspritze mit Flüssigkeit oder Luft zu einem kugelförmigen Ballönchen gedehnt werden kann.

Der Sinn des Fogartykatheters ist, daß man fern vom Orte des embolischen Verschlusses in das Gefäß eingehen kann, um den Embolus zu entfernen bzw. periphere Abscheidungsthromben unterhalb eines embolischen Verschlusses zu extrahieren. Das klassische Beispiel dafür ist die Entfernung eines reitenden Embolus der Aortenbifurkation von kleinen Leistenschnitten aus und in Lokalanästhesie. Dadurch wird eine lebensbedrohliche Erkrankung durch einen kleinen und harmlosen Eingriff beherrscht.

Fogartykatheter liegen in verschiedenen Stärken vor. Im Bereich der Arteria femoralis wird meist die Größe 4 oder 5, im Bereiche der Vena femoralis die Größe 6 bis 8 verwendet.

A In leerem Zustand wird der Fogartykatheter am Thrombus vorbei oder durch diesen hindurchgeführt. Durch deutliche Markierungen sieht man genau, wie weit der Katheter im Gefäß vorgeschoben wurde. Bei älteren und verhärteten Thromben ist mitunter eine Perforation des Thrombus mit dem Fogartykatheter nicht möglich. Hier empfiehlt sich die Verwendung des älteren Modells, welches einen dünnen Führungsdraht besitzt (sog. Mandrin).

B Im gefüllten Zustand (am besten mit Luft) wird der Ballonkatheter nun zurückgezogen und mitsamt dem Embolus entfernt. Häufig sind Wiederholungen der Fogartymanöver erforderlich. Es empfiehlt sich, die Spitze des Fogartykatheters vor dem Einführen in das Gefäß zu paraffinieren, um ein leichteres Gleiten des Katheters am Thrombus vorbei zu ermöglichen.

10

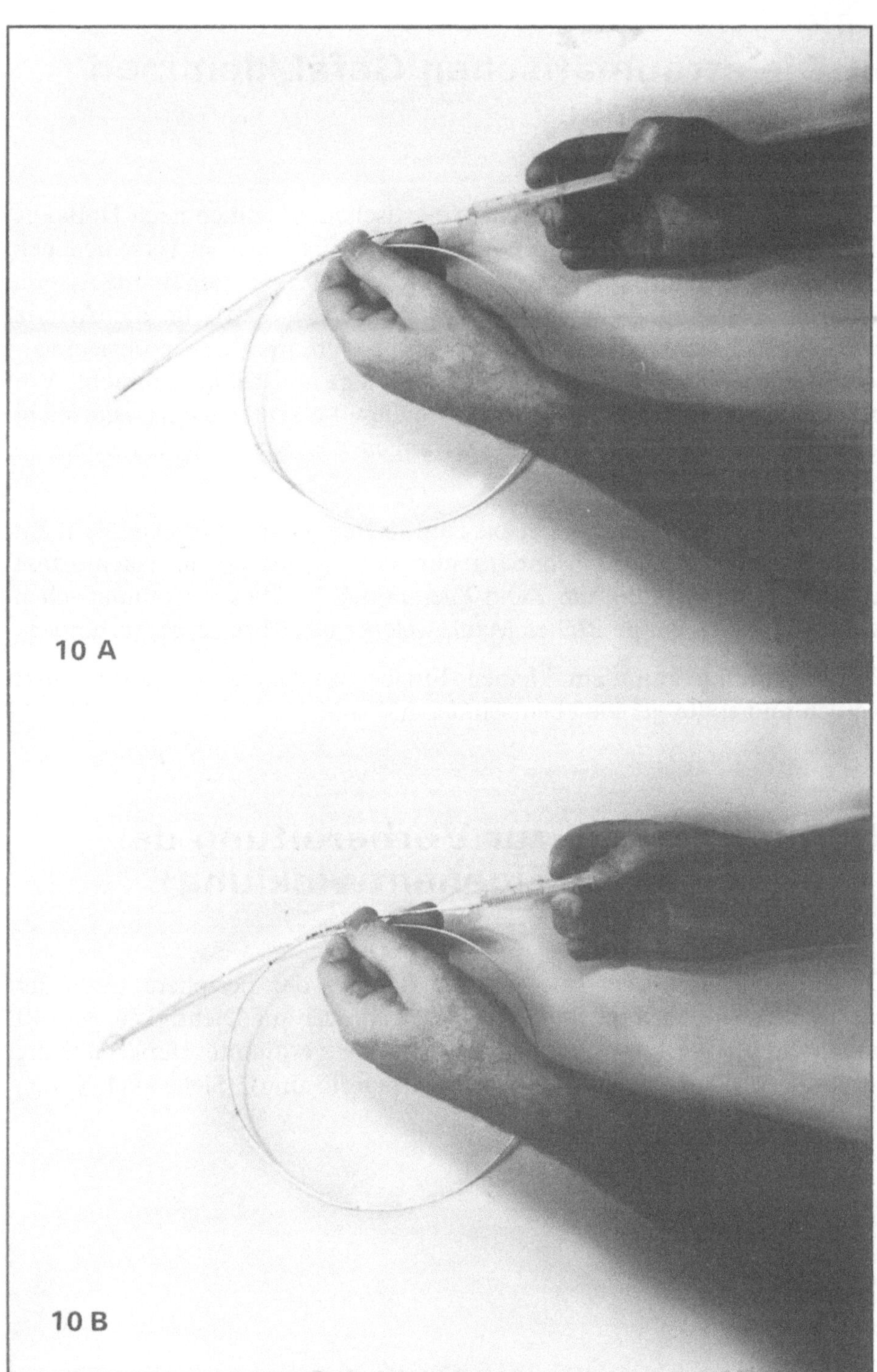

11 Die atraumatischen Gefäßklemmen nach DeBakey

Dieses gewinkelten, atraumatischen, elastischen Klemmen nach DeBakey sind Standardwerkzeuge der Gefäßchirurgie. Sie liegen in verschiedenen Größen vor. Die mittlere Größe (ca. 18 cm, oben) eignet sich für die Arteria femoralis communis, die kleinere (ca. 12 cm, unten) für die Arteria poplitea, Arteria brachialis, Arteria profunda femoris. Die Durchsteckverschlüsse liegen außerhalb des Operationsfeldes und behindern nicht. Vor der Ausführung einer Gefäßnaht werden diese Verschlüsse mit einem leicht feuchten Tuch bedeckt, um ein Verfangen des Anastomosenfadens zu vermeiden.

Die Klemmen sollte man nicht bis zum letzten Zahn zudrücken – nicht „durchrasseln" lassen – sondern nur so weit, als es zur Haemostase notwendig ist („Zahn-um-Zahn-Klemmung"). Diese atraumatischen Klemmen haben ein geriffeltes Maul, welches ein Abrutschen verhindert.

Die Klemmung kann am kleinen Finger des Operateurs ausprobiert werden und sollte gerade eben schmerzhaft sein.

12 Knopfkanüle zur Vorbereitung der Bypassvene (Eigenentwicklung)

Diese Kanüle mit Luer-Look-Ansatz wird in das periphere Ende der entnommenen Vene eingebunden. Jetzt kann sie auf Dichtigkeit geprüft und leicht dilatiert werden. Dazu wird eine verdünnte Heparinlösung verwendet (5000 E Heparin auf 100 ml Ringerlösung). (Siehe auch S. 47.)

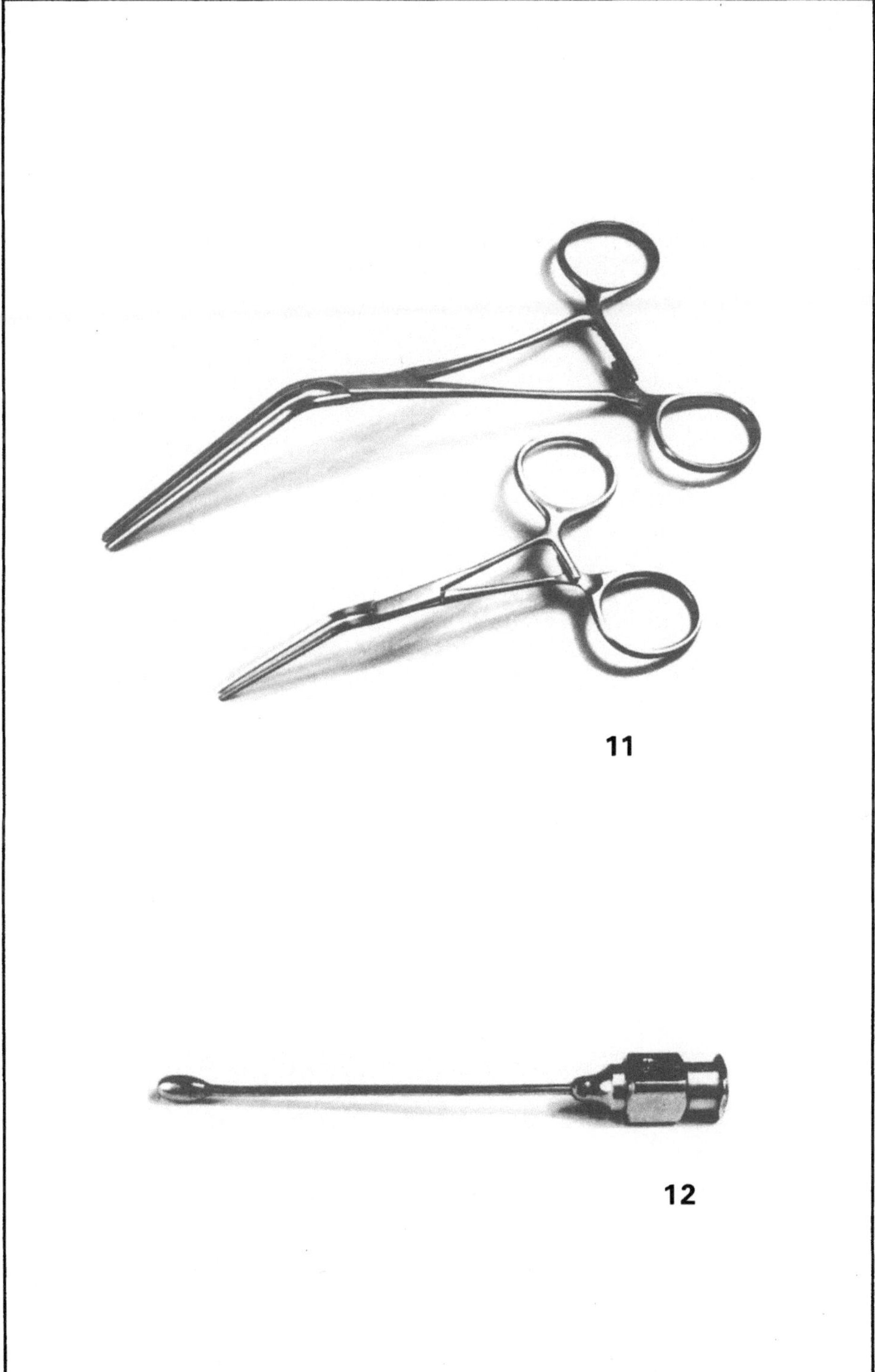

11

12

Die Operationsvorbereitung

Es sollte zum Prinzip erhoben werden, daß bei der Rekonstruktion einer Gefäßetage jeweils die darüber- und darunterliegende mitgewaschen und steril abgedeckt wird. Bezogen auf die Leistenregion bedeutet das, daß wir zusätzlich zur Leiste den Unterbauch und die ganze Extremität steril waschen und nur den Vorfuß mit Kompressen verhüllen. Man kann auf diese Weise sämtliche Gefäßgebiete einer Extremität erreichen und erspart sich eventuell später ein neuerliches Abdecken und Nachdesinfizieren der Haut an bisher nicht gewaschenen Bereichen. Das kann vor allem zur Entnahme eines peripheren Venenpatches notwendig sein. Als Hautdesinfektionsmittel können handelsübliche Präparate verwendet werden. Da im allgemeinen bei gefäßchirurgischen Operationen keine Abdeckung um die Wundränder herum erfolgt, sollte die Haut sicherheitshalber mindestens 6mal gewaschen werden.

Bei der Lagerung des Patienten ist zumeist die Rückenlage erforderlich. Bei Operationen an den oberen Extremitäten, etwa bei der Freilegung einer Ellbogenarterie, kann auch eine sogenannte Armschiene oder ein Armtisch verwendet werden.

Die Entscheidung, ob in Narkose oder Lokalanästhesie operiert wird, hängt vom Allgemeinzustand des Patienten und von den Möglichkeiten der Narkoseeinheit ab. Von großem Vorteil ist jedoch die Verwendung der Lokalanästhesie bei älteren, kreislaufgeschädigten Patienten mit Herzinsuffizienz, bei denen sie einer großen Allgemeinnarkose eindeutig vorzuziehen ist.

Als Lokalanästhetikum empfiehlt sich eine 1- oder 2%ige Prokainlösung in handelsüblicher Form ohne Adrenalinzusatz. Für eine ausreichende Schmerzausschaltung, etwa bei der Präparation einer Leistenschlagader, benötigen wir 40 ml Procainlösung.

Nach Lokalanästhesie oder Allgemeinnarkose erfolgt nun die Präparation des Gefäßes. Es soll immer der direkte Weg angestrebt werden. Scharfes Präparieren ist erforderlich, um Gewebsquetschungen und Verletzung von Lymphwegen möglichst gering zu halten (besonders in der Leistenregion angezeigt).

Nach Freilegung der Gefäße und vor einer atraumatischen Klemmung geben wir grundsätzlich 5000 E Heparin intravenös (wir verzichten auf die früher durchgeführte lokale Heparinblockade vor der atraumatischen Klemme). Diese einmalige Heparingabe ist in den allermeisten Fällen ausreichend. Nach Beendigung der Operation wird diese Heparinmenge nicht neutralisiert, d. h. es erfolgt keine Gabe von Protaminchlorid oder Protaminsulfat. In den meisten Fällen wird die Heparingabe postoperativ fortgesetzt: durch 3 bis 4 Tage 3 bis 4 × täglich 5000 E Depot-Heparin. Es wird in den Fallbeispielen auf die jeweils erforderliche Antikoagulation eingegangen.

Neben einer ausreichenden Kreislaufunterstützung durch Ringerinfusionen oder bei stärkerem Blutverlust durch zusätzliche Gabe von Zitratblut infundieren wir gerne während der Manipulationen am Gefäß 250 bis 500 ml einer hochmolekularen Dextranlösung.

Bei gefäßchirurgischen Operationen empfiehlt sich eine kurzfristige perioperative Antibiotikaprophylaxe. Dazu kann ein geeignetes Cephalosporin in der Dosierung von 2 × 2 g täglich durch 3 Tage verwendet werden, mit der ersten Gabe bei Narkosebeginn. An unserer Klinik verwenden wir seit einigen Jahren mit Erfolg Mandokef®/Cephamandol (vorher Kefzol®/Cephazolin), und haben praktisch keine Fälle von Infektion gehabt. Die Infektionsrate lag unter 0,5%.

Die gefäßchirurgischen Grundtechniken

1

Die Technik des plastischen Verschlusses einer Längsarteriotomie durch einen Venenpatch

Die Längseröffnung und Quervernähung (wie etwa beim Darm) ist beim Gefäß nicht möglich. Daher bedient man sich beim Verschluß einer Arteriotomie am besten eines Venenstreifentransplantates (Venenpatches), das peripher vom Stamm der Vena saphena magna entnommen werden soll. Diese Patchplastik soll eine Stenosierung der Arterie durch die Naht vermeiden. Die zentrale Vena saphena magna soll wegen eventuell später notwendiger Gefäßoperationen geschont werden. Man soll daher vor einer geplanten Gefäßoperation unbedingt das ganze Bein steril waschen, um ein solches Venenstück im Bedarfsfall rasch entnehmen zu können. Ist das nicht möglich, kann auch ein Stück einer Armvene (Vena cephalica oder Vena basilica) für einen Patch entnommen werden.

Der Patchverschluß soll immer angestrebt werden, da nur mit dieser Methode eine Stenose einer direkt genähten Arterie vermieden werden kann. Das gilt ganz besonders für arteriosklerotisch geschädigte Gefäße. In Sonderfällen kann auch einmal ein Kunststoffpatch verwendet werden, doch ist der Venenpatch, vor allem wegen der idealen (gleichen) Innenschicht, seiner guten Verträglichkeit und geringen Infektionsanfälligkeit unbedingt vorzuziehen.

Ⓐ Längsarteriotomie einer mittelkalibrigen Arterie. Die Schnittränder sind mit Haltefäden auseinandergehalten, um ein sicheres Fassen aller Wandschichten mit der Nadel zu gewährleisten. Die Haltefäden sind, ebenso wie das Nahtmaterial, monofile Kunststoffäden (d. h. nicht geflochten). Sie werden erst nach Knüpfen des Anastomosenfadens entfernt.

Ⓑ Aus einer peripheren Vene wird ein Patch herausgeschnitten. Man verwendet dazu am besten die Schere nach Potts und atraumatische Pinzetten.

Ⓒ Je ein doppelt armierter Faden wird durch Patch und Arterienwand in die beiden „Ecken" gestochen (Technik: Patch-Arterie, außen – innen – innen – außen).

Ⓓ Beginn der fortlaufenden Naht, hier mit monofilem Faden 5/0, (Stichabstand 2 bis 3 mm). Dieses Nahtmaterial gestattet es, auch während des Nähens die Naht zu lockern, um sich vergewissern zu können, alle Wandschichten gefaßt zu haben.

Ⓔ Patchplastik beendet, Faden in der linken Ecke geknüpft. Man kann auch mit dem einen Fadenende 3/4 der Zirkumferenz nähen und an der Stelle eines früheren Haltefadens knüpfen.

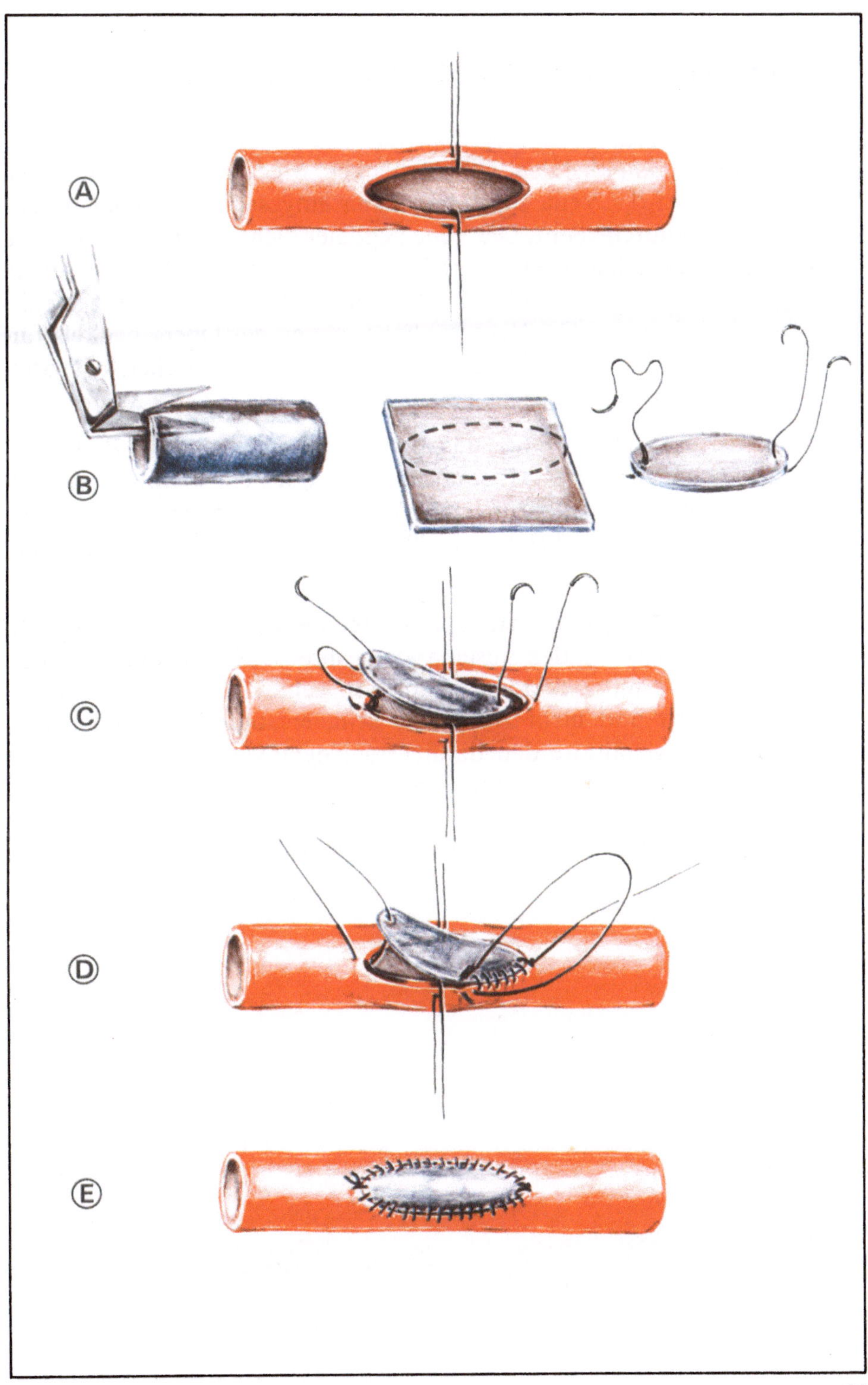
A
B
C
D
E

2

Die Technik der Venenpatchplastik

Ⓐ Längsschnitt am distalen Unterschenkel. Medial vor dem inneren Knöchel wird die Vena saphena magna aufgesucht, peripher unterbunden und durchtrennt. Die Vene liegt hier dicht unter der Haut und kann bei normalen Kreislaufverhältnissen durch die Haut gesehen werden. Die Vene wird in benötigter Länge entnommen. Der zentrale Stumpf wird ligiert. Die Vena saphena magna des Oberschenkels für eine einfache Patchplastik nicht verwenden, da sie vielleicht später einmal als Ersatzgefäß dienen muß.

Nach der Entnahme sollte das periphere (knöchelnahe) Ende des Venenstückes mit einer Mosquitoklemme oder einer Naht markiert werden, damit die Richtung der Venenklappen beachtet und das Venenstück in umgekehrter (um 180° verdrehter) Position eingepflanzt werden kann.

Ⓑ Längsarteriotomie der Arterie (hier rechte Femoralisgabel) durch monofile Kunststoffäden auseinandergespreizt. Zugeschnittener Venenpatch wird mit Eckfäden in Position gebracht. Der Patch sollte nicht zu breit und nicht zu schmal sein, er sollte in ganz leichter Spannung eingenäht werden, damit er sich nicht vorbuckelt und später aneurysmatisch ausweitet. Eine optisch nicht sehr schön aussehende Venenpatchplastik ist immer noch besser als eine Stenose nach einer direkten Vernähung einer Längsarteriotomie.

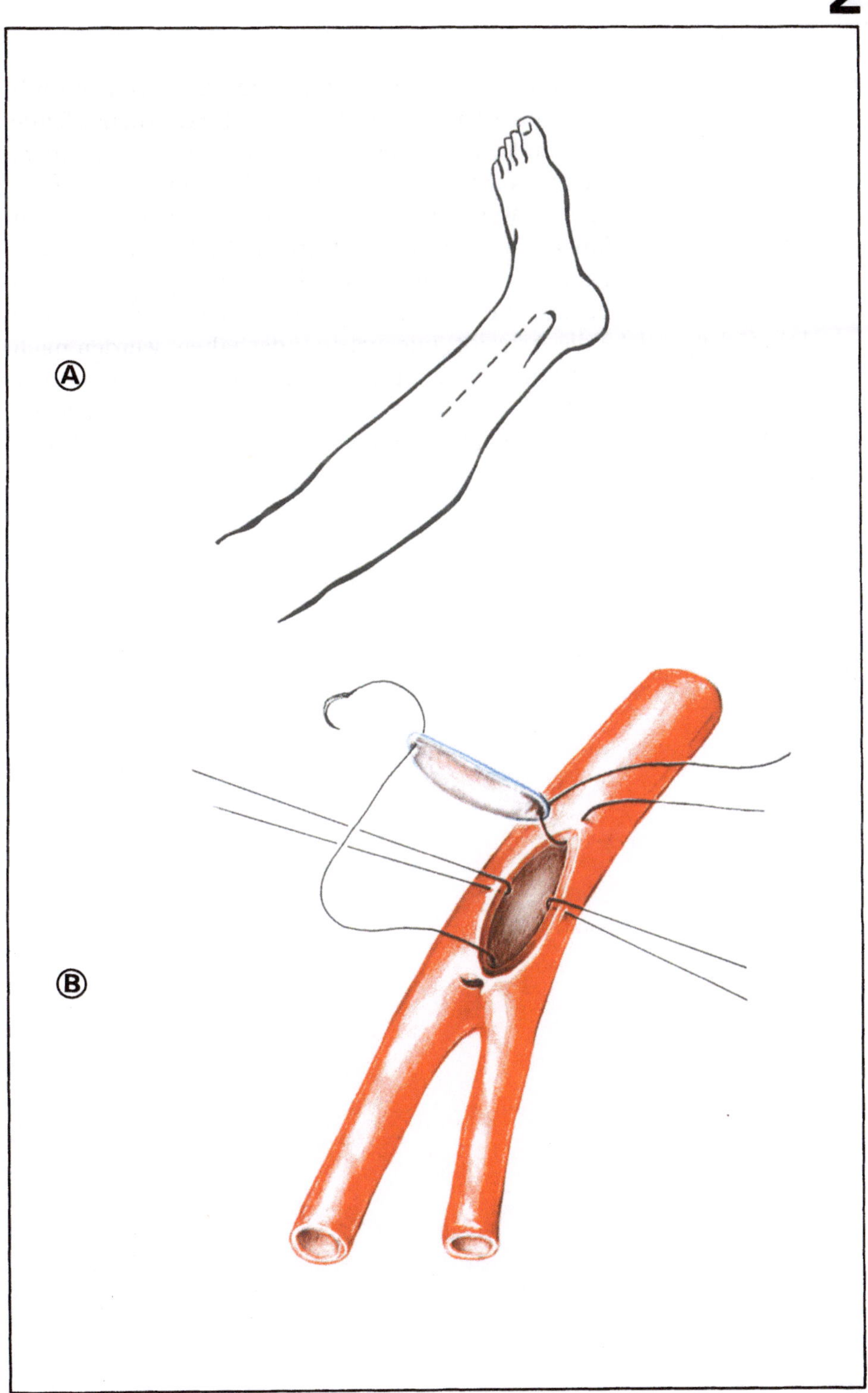

Ⓒ Arteriotomie durch Haltefäden gespreizt. Ein Eckfaden wird geknüpft (der andere dient als Haltefaden und wird, sobald ihn die fortlaufende Naht erreicht, abgeschnitten und herausgezogen), und mit einem Fadenende wird die erste Nahtreihe gelegt. Anschließend wird mit dem anderen Fadenende die zweite Nahtreihe gelegt und in der zweiten Ecke geknüpft. Man kann auch hier mit einem Fadenende 3/4 des Umfanges der Patchplastik herstellen und mit dem zweiten ein Viertel und so in der Gegend eines seitlichen Haltefadens knüpfen. Die Haltefäden, welche die Arteriotomie auseinanderhalten, werden nach Beendigung der gesamten Naht entfernt. Wichtig ist, daß man immer doppelt armierte, monofile Fäden zur Hand hat. Bei unserem Beispiel eines plastischen Femoralgefäßverschlusses ist am besten ein Nahtmaterial der Stärke 5/0.

Ⓓ Patchplastik beendet.

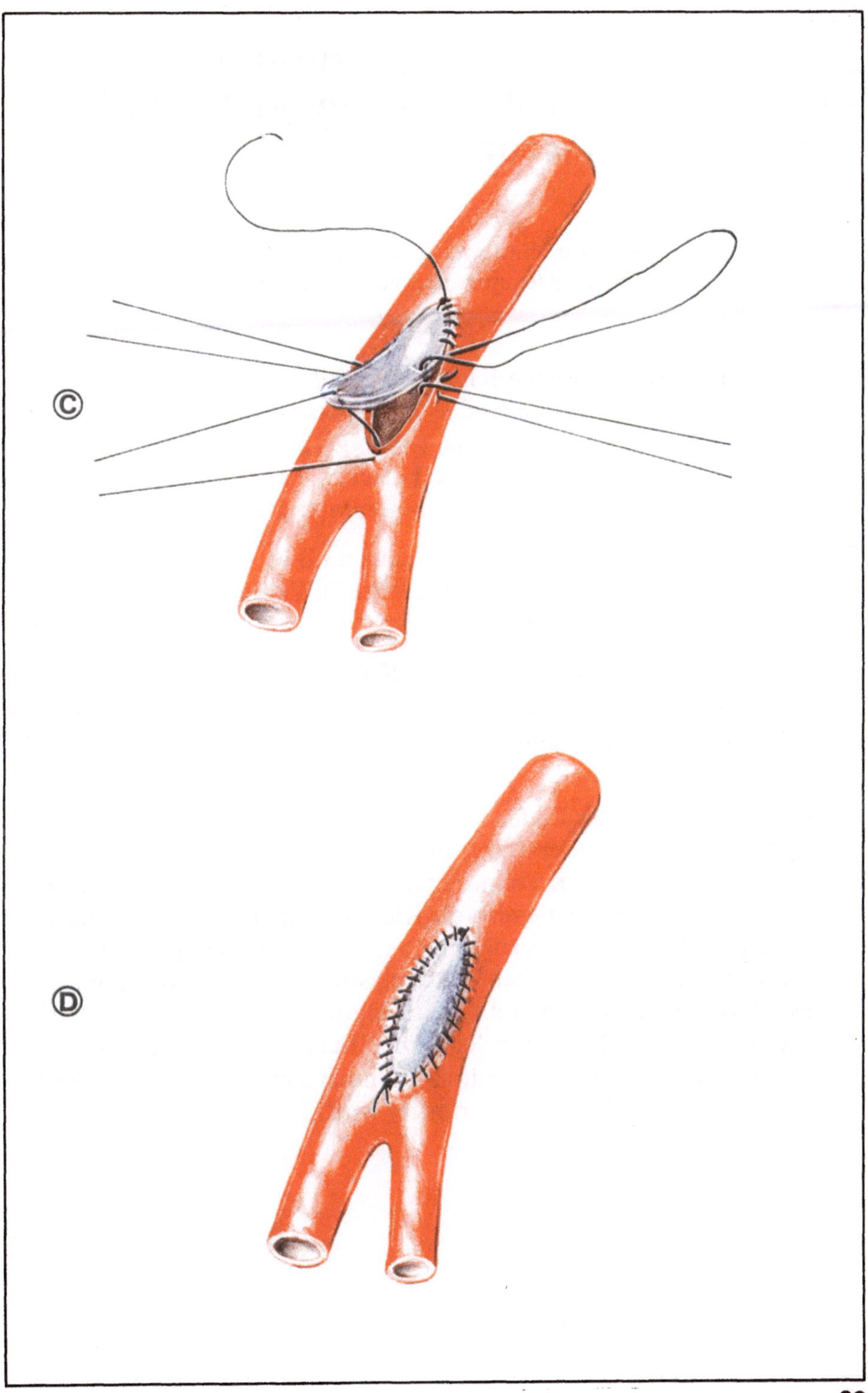

C
D

3

Grundsätzliches vor Beendigung einer Venenpatchplastik (oder jeder Form einer Gefäßanastomose): Das „Flushen"

Diese Maßnahme dient zur Entfernung von möglichen lokalen Thromben oberhalb und unterhalb der Klemmen und zur Entlüftung.

Ⓐ Arterie mit atraumatischen Klemmen gefaßt. Patchplastik mit monofilem Nahtmaterial beendet. Die Patchplastik wird vor dem letzten Verknüpfen mit einer Klemme leicht gespreizt, die Fäden locker gehalten. So entsteht eine Lücke zwischen Patch und Arterienwand (funktioniert nur mit monofilem Nahtmaterial).

Ⓑ Öffnung der peripheren Klemme (rechts im Bild – Blutstromrichtung von links nach rechts). Man läßt die Rückflußblutung 2 bis 3 Sekunden bestehen und schließt die Klemme wieder.

Ⓒ Anschließend Öffnung der zentralen Klemme (links im Bild). Man läßt nun die Zuflußblutung, die pulssynchron sein soll, 2 bis 3 Sekunden bestehen, bevor die Klemme wieder geschlossen wird. Nun werden die Fäden gespannt.

Ⓓ Nach Anspannen der Fäden wird die periphere Gefäßklemme (rechts im Bild) geöffnet und erst jetzt der Faden endgültig geknüpft. Dann wird auch die zentrale Klemme entfernt. Sollte es aus einer Lücke noch stärker bluten, so wird die zentrale Klemme erneut gesetzt, die Blutung durch eine Einzelstichübernähung versorgt. Das Knüpfen einer mit monofilem Faden genähten Patchplastik am leeren (atraumatisch geklemmten) Gefäß – kann zur Einengung der Patchplastik führen. Es werden 5 bis 6 Knoten gelegt. Die Stichkanalblutungen versiegen für gewöhnlich, wenn die Patchplastik noch 2 bis 3 Minuten mit einem trockenen Tupfer leicht komprimiert wird.

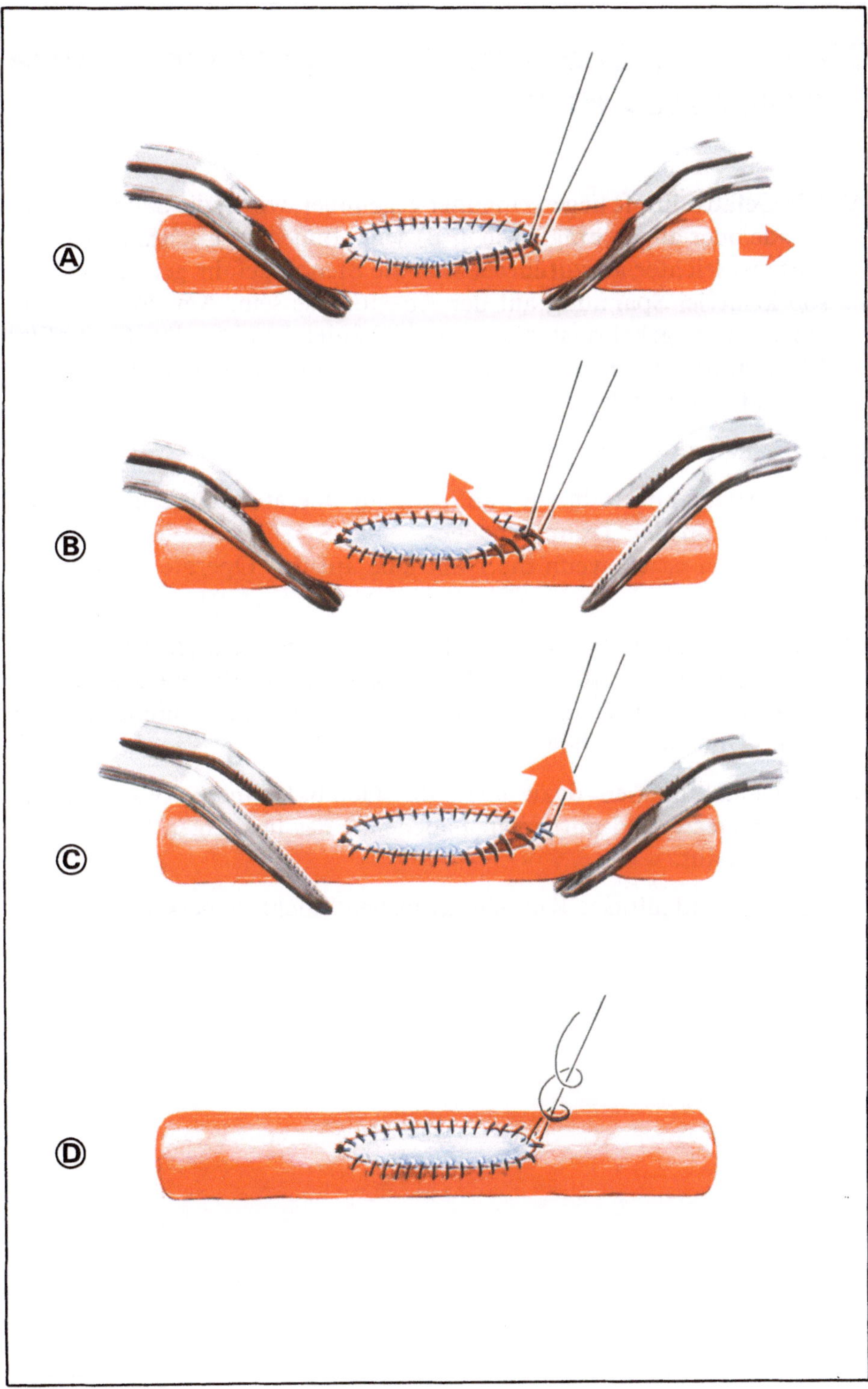

4

Die End-zu-End-Anastomose einer Arterie (einfachstes Prinzip)

Ⓐ Die Gefäßstümpfe liegen einander gegenüber, wobei die Schnittränder gerade oder angeschrägt (wie in B) sein können. Die schräge Anastomose ist leichter auszuführen, weil die Stenosegefahr geringer ist. Es soll keinerlei Spannung auf der Anastomose sein. Am Pol, der dem Operateur abgekehrt ist, wurde ein Nähfaden bereits gelegt (monofiler Kunststoffaden der Stärke 5/0). Am gegenüberliegenden wird gerade ein Haltefaden gelegt.

Ⓑ Beide Fäden werden geknüpft.

Die fortlaufende Naht wird auf der dem Operateur entfernteren Seite begonnen in der Technik außen – innen – innen – außen. Am günstigsten ist es, wenn die Nahtreihe auf den Operateur zugeführt wird.

Ⓒ Die Oberwand ist beendet, der Nähfaden mit einem Haltefadenende verknüpft und abgeschnitten. Nun wird das 2. Nähfadenende „durchgefädelt“ und das Gefäß um 180° verdreht. Dadurch kommt die noch offene Unterwand oben zu liegen.

Ⓓ Manchmal müssen dazu auch die Gefäßklemmen etwas versetzt werden. Jetzt wird mit einem Fadenende des bisherigen Haltefadens weitergenäht.

Vor dem endgültigen Knüpfen „Flushen“ nicht vergessen.

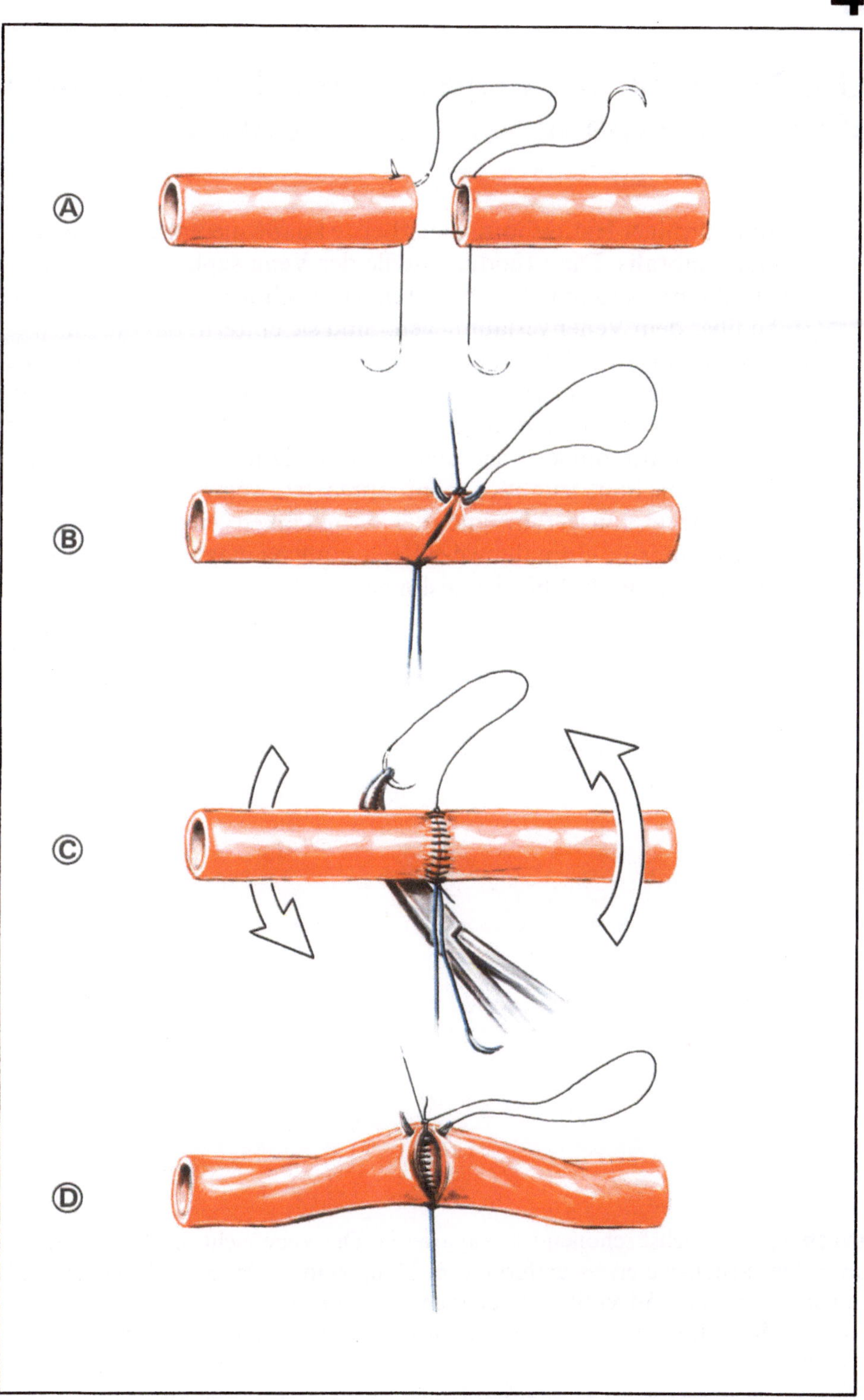

5

Die Technik der Präparation der zentralen Vena saphena magna am rechten Bein

Ⓐ Kommaförmiger Hautschnitt in der Leiste knapp medial des Pulses der Arteria femoralis. Die Mündungsstelle der Vena saphena magna läßt sich leicht präparieren. Die weiteren Hautschnitte sollen möglichst genau über dem Venenverlauf liegen. Sind sie entfernt davon, kann es sehr leicht zu Hautnekrosen kommen. Am besten spannt man sich die schon präparierte Vena saphena magna mit dem Finger an. Jetzt kann man distal davon die angespannte Vene durch die Haut tasten und so den Hautschnitt direkt über den Venenverlauf legen. Ein einziger großer Hautschnitt zur Venenentnahme ist wegen der wesentlich größeren Infektionsgefahr und der Möglichkeit einer Lymphflußstörung ungünstig. Entnahme der Vena saphena magna von der Leiste bis zum Knie durch 4 bis 5 Inzisionen.

Wichtig: Möglichst schonendes Präparieren. Die Vene nicht mit Instrumenten angreifen. Seitenäste etwas entfernt vom Hauptstamm (ca. 5 mm) ligieren und durchtrennen, um Adventitiaschnürringe zu vermeiden. Es empfiehlt sich, die Vene bei der Präparation mit einem weichen Gummizügel anzuschlingen und so zu halten.

5

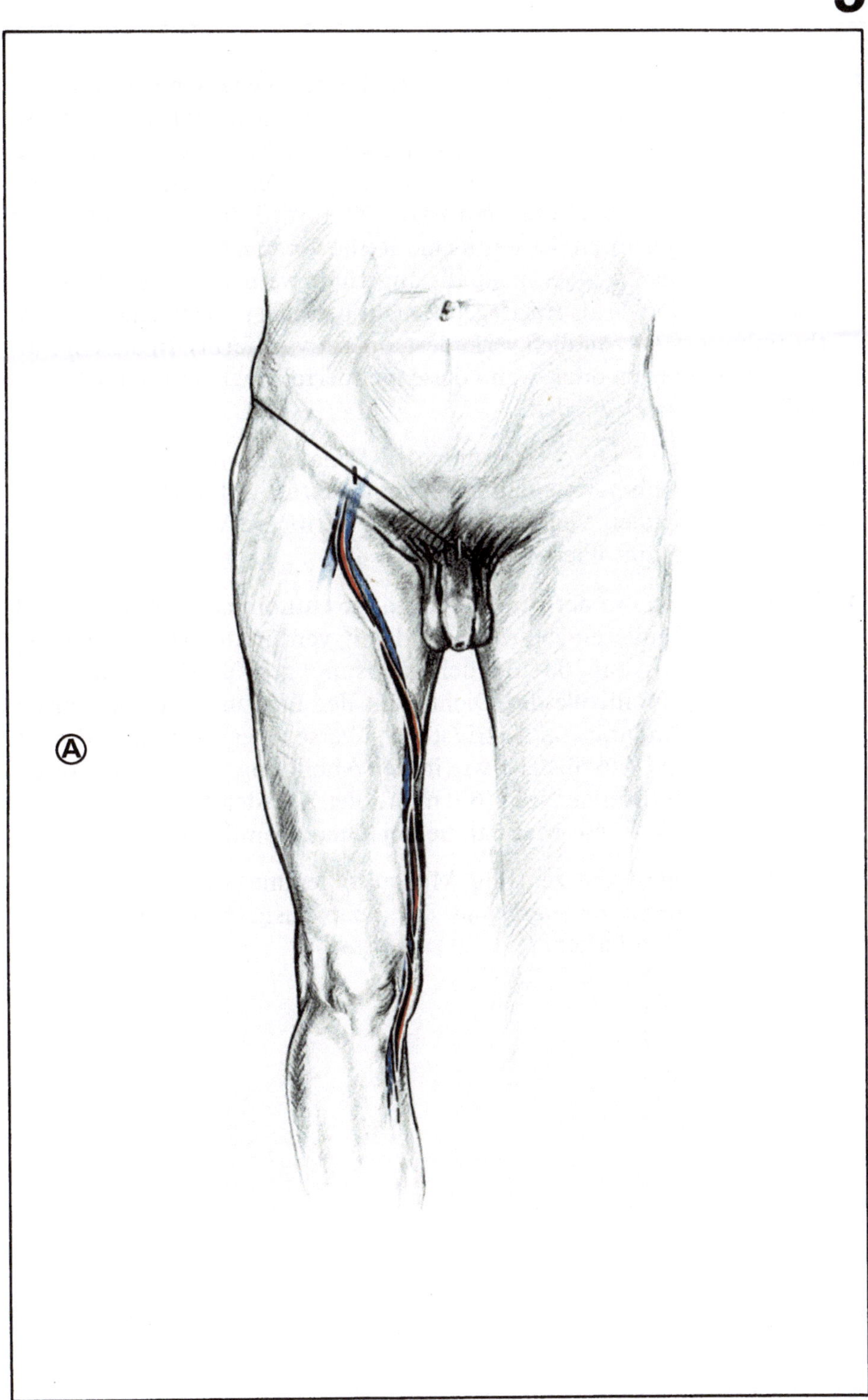

Ⓑ Anatomischer Situs der Mündungsstelle der Vena saphena magna: direkt vor der Einmündung der Vena saphena magna in die Vena femoralis münden meistens noch drei kleinere Seitenvenen ein (Vena circumflexa ilium superficialis, Vena epigastrica superficialis, Vena pudenda externa). Dieser normale Situs wird bei etwa 70% der Patienten angetroffen. Es kann eine Reihe von anatomischen Varianten vorkommen, die hier nicht alle angeführt werden können. Es kann aber auch die Vene als Ersatzgefäß nicht geeignet sein (zu eng, varicös, thrombosiert, entzündlich verändert, operativ entfernt). In diesem Fall müssen Armvenen oder, wenn diese nicht erreichbar sind, Kunststoffgefäße verwendet werden.

Ⓒ Klemmung und Durchtrennung der Vena saphena magna knapp unterhalb der einmündenden Seitenvenen. Kräftige Durchstechungsligatur des zentralen Venenstumpfes, der periphere Venenstumpf wird mit einer Mosquitoklemme gefaßt.

Ⓓ Die Vene ist nun in der benötigten Länge entnommen. Peripher wird eine Knopfkanüle eingebunden und mit verdünnter Heparinlösung (5000 E Heparin auf 100 ml Kochsalzlösung) gespült. Diese Maßnahme dient zur Kontrolle der Dichtigkeit der Ligaturen der Seitenäste bzw. zur Auffindung von Ausrißstellen übersehener Seitenäste. Findet sich eine solche Ausrißstelle wie in der Abbildung, so wird sie durch eine kreuzstichförmige Naht (6/0 monofiler Kunststoffaden) versorgt. Außerdem dient diese Maßnahme der Dilatation der Vene.

Am Schluß wird die zentrale Mosquitoklemme abgenommen, das geklemmte Stück reseziert und die Vene ausgespült, um restliche Thromben zu entfernen.

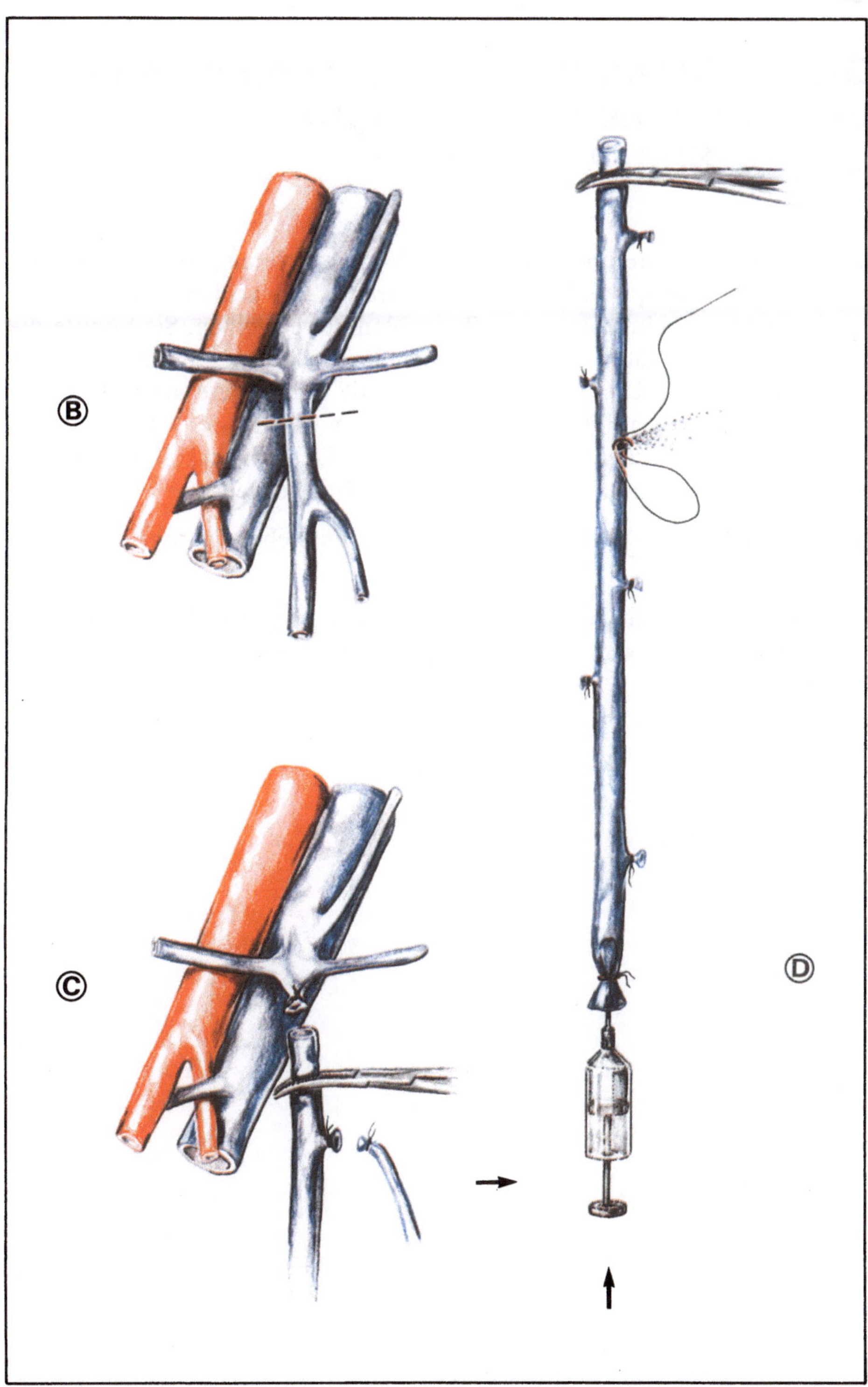
B
C
D

6

Die Vorbereitung einer entnommenen Vene für eine angeschrägte End-zu-Seit-Anastomose

Ⓐ Die abgedichtete und aufgedehnte Vene wurde also zunächst knapp neben der Mosquitoklemme durchgetrennt. Die geklemmte Stelle darf unter keinen Umständen am Transplantat verbleiben. Sie könnte die einwandfreie Funktion eines solchen Transplantates auf die Dauer in Frage stellen. Die Vene wird nun mit der Schere nach Potts in Längsrichtung aufgeschnitten. Man vergewissert sich, daß man die Richtung der Venenklappen beachtet hat. Der Schnitt soll so lange wie die zu versorgende Arteriotomie sein (also meistens 1,5 bis 2 cm).

Ⓑ Die nach dem Aufschneiden der Vene entstehenden Ecken werden weggeschnitten.

Ⓒ Mit 5/0 monofilen Fäden (doppelt armiert) werden die „Ecken" der Anastomose gefaßt, (innen – außen), die Vene ist zur Anastomose vorbereitet.

6

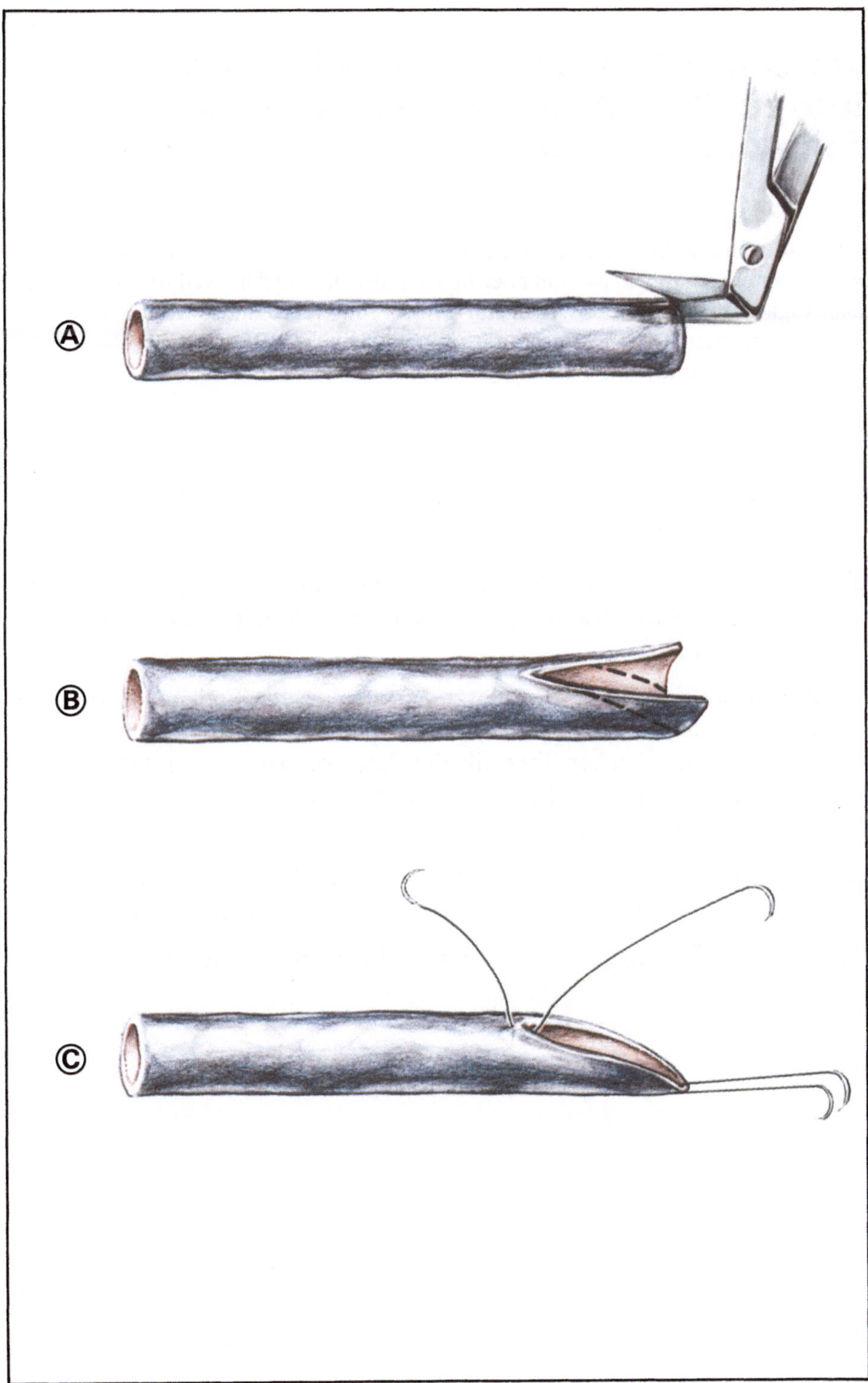

7

Die Durchführung einer schrägen End-zu-Seit-Anastomose zwischen Vene und Arterie

Auf diese schräge Anastomosenform wird bei den typischen Notfallsituationen nicht näher eingegangen. Sie soll aber hier vorgestellt werden, weil bei unumgänglicher Ligatur eines Gefäßes wegen stark verschmutzter Wunde oder Infektion die Rettung der betroffenen Extremität nur durch eine Bypass-Operation (von gesundem zu gesundem Gefäß) möglich ist.

Ⓐ Mit den in 6 C gelegten Fäden werden die „Ecken" der Längsarteriotomie gefaßt. Die Arteriotomie wird durch zwei seitliche Haltefäden auseinandergehalten.

Ⓑ Beginn der Anastomose mit einer fortlaufenden Naht (5/0-monofiler Faden) in der Stichrichtung von Vene zu Arterie (außen – innen – innen – außen).

Ⓒ Die Anastomose wird fortgesetzt. Mit dem ersten Fadenende sind 3/4 der Zirkumferenz der Anastomose beendet. Nun wird mit dem zweiten Fadenende in gleicher Technik die Anastomose fortgesetzt. Der im Bild rechts befindliche Eckfaden wurde, nachdem ihn die Nahtreihe erreicht hat, entfernt.

Ⓓ Anastomose fast beendet. Hier ist nochmals deutlich die Technik (Vene – Arterie, außen – innen – innen – außen) zu sehen.

Ⓔ Anastomose fertiggestellt und nach „Flushen" geknüpft.

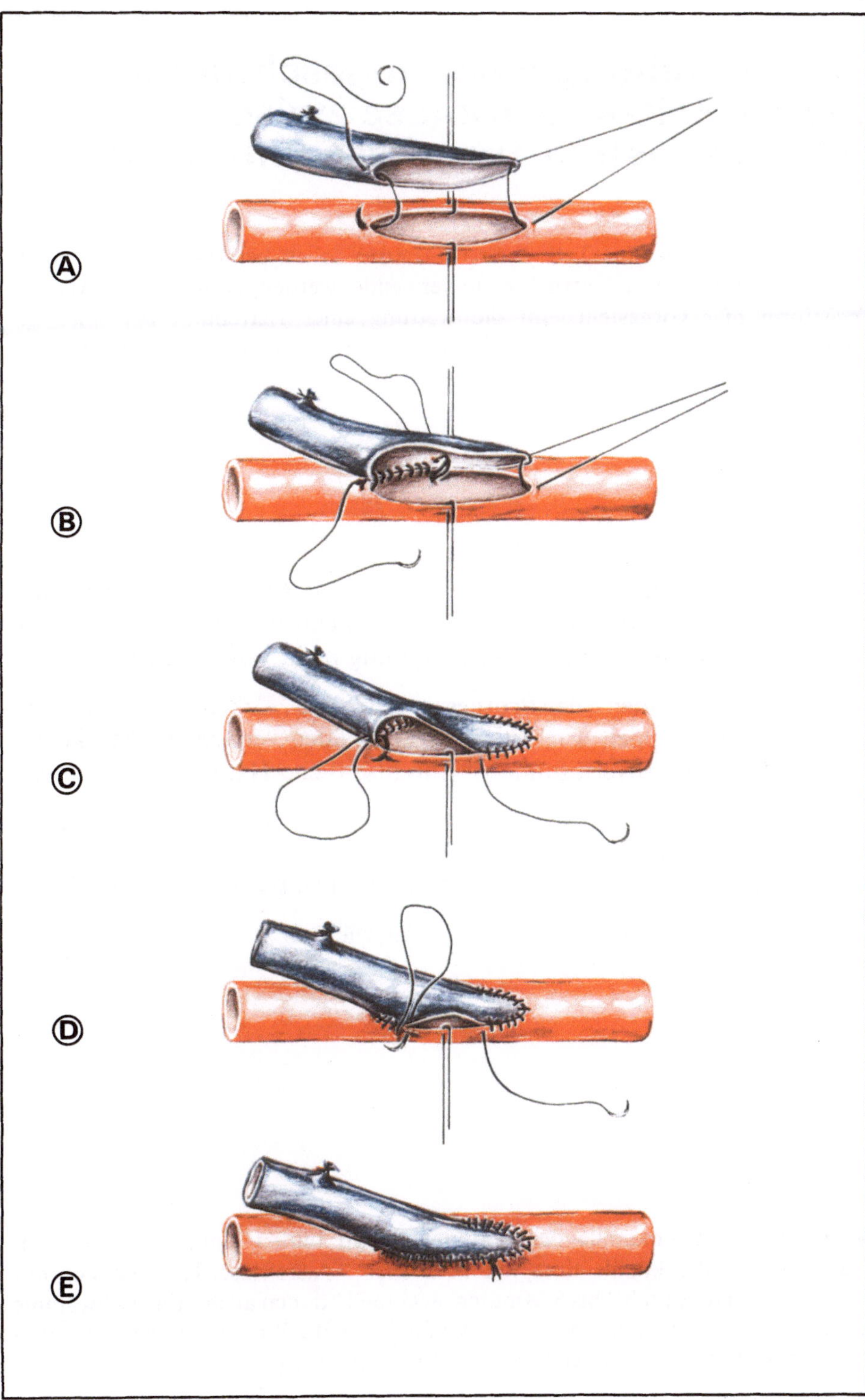
A
B
C
D
E

8

Die Herstellung einer angeschrägten End-zu-Seit-Anastomose zwischen Teflon-Kunststoffprothese und Arterie

Kunststoffprothesen (aus Teflon oder Dacron) sollen bei verschmutzten oder infizierten Wunden grundsätzlich nicht verwendet werden. Es wird diese Anastomosenform hier vorgestellt, um die Rettung einer Extremität bei einer geschlossenen Gefäßverletzung und bei Fehlen einer geeigneten Vene doch noch zu ermöglichen.

Ⓐ Die Gefäßprothese wird für eine End-zu-Seit-Anastomose vorbereitet und entsprechend zugeschnitten (siehe auch 6 A bis C). Für diese Teflonprothese ist eine Vorkoagulierung nicht erforderlich.

Ⓑ Mit den „Eckfäden" der Prothese werden die „Ecken" der Arteriotomie gefaßt (doppelt armierte monofile Fäden verwenden, Stärke 5/0 oder 6/0). Die Arteriotomie ist durch seitliche Haltefäden gespreizt.

Ⓒ Beginn der Anastomose (Kunststoff – Arterie, außen – innen – innen – außen).
Das Prinzip der Anastomosentechnik ist identisch wie 7 A bis E.

Ⓓ Anastomose nach „Flushen" beendet wie 7 E.

Wichtig: Die Stichkanäle der Teflonprothesen bluten länger nach als beispielsweise die Stichkanäle einer venoarteriellen Anastomose. Kompression mit trockenem Tupfer durch 4 bis 5 Minuten, eventuell können auch Fibrinschwämme verwendet werden. Gelingt mit diesen Maßnahmen die Blutstillung nicht, so wird ein Fibrinkleber immer die gewünschte Wirkung haben.

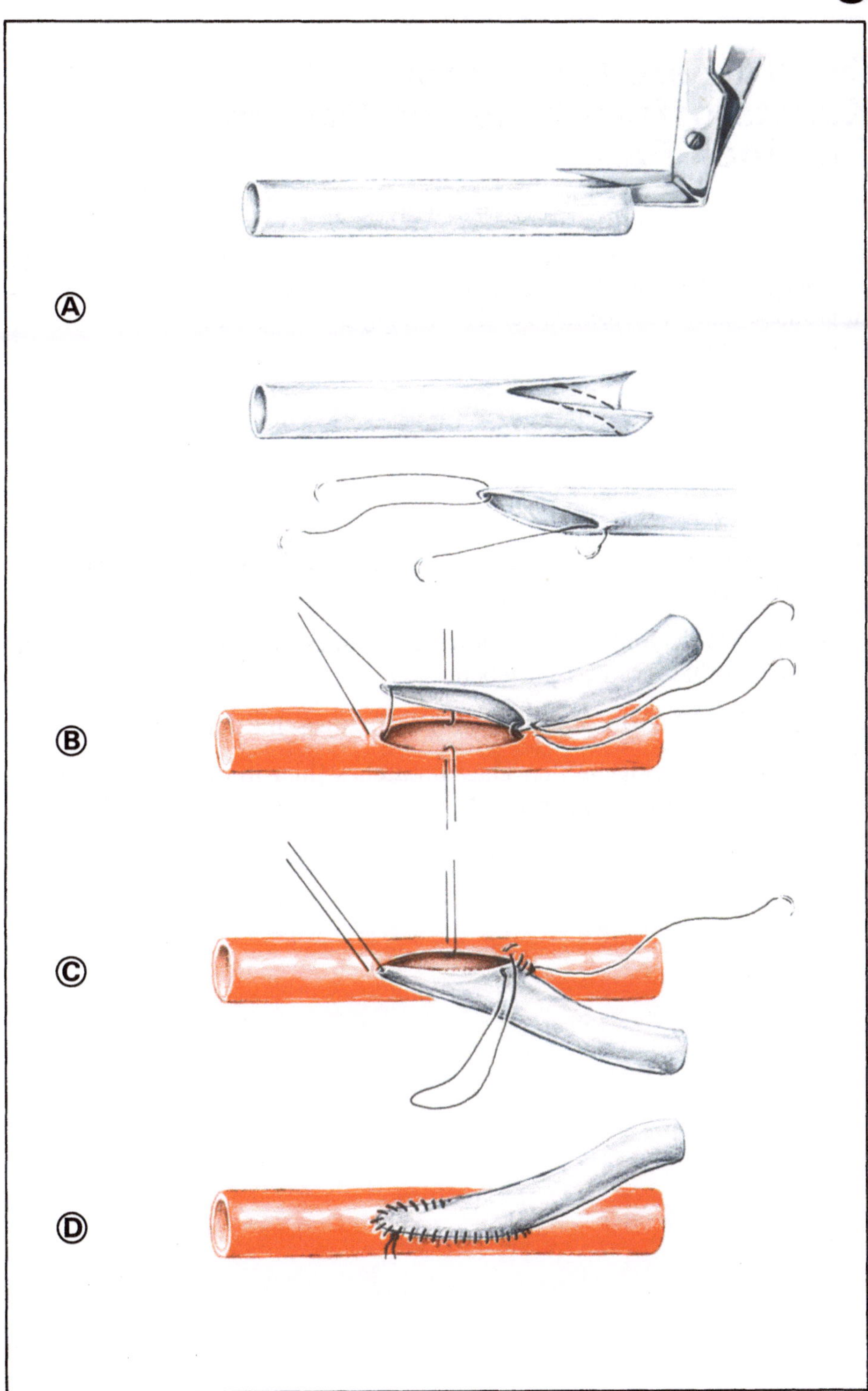

9

Die Vorbereitung einer Kunststoffprothese aus Dacron für einen Patch

Wichtig: Kunststoffprothesen dürfen bei offenen Gefäßverletzungen nicht verwendet werden, da die Infektionsgefahr zu groß ist. Eine infizierte Gefäßprothese führt unweigerlich zur Erweichung der Anastomosenränder und zu schwerer Blutung.

Ⓐ Im Gegensatz zu Teflonprothesen müssen Dacronprothesen vorkoaguliert werden („preclotting").

Die exakte Technik des „preclotting" ist meistens im Beipackzettel der Gefäßprothesen vorgeschrieben.

Ⓑ Aus einem Dacronrohr wird ein Patch zugeschnitten.

Ⓒ Beispiel eines eingenähten Dacronpatches (hier in die Arteria carotis communis, verlaufend in die Arteria carotis interna hinein).

Nahttechnik wie in 1 A bis E.

9

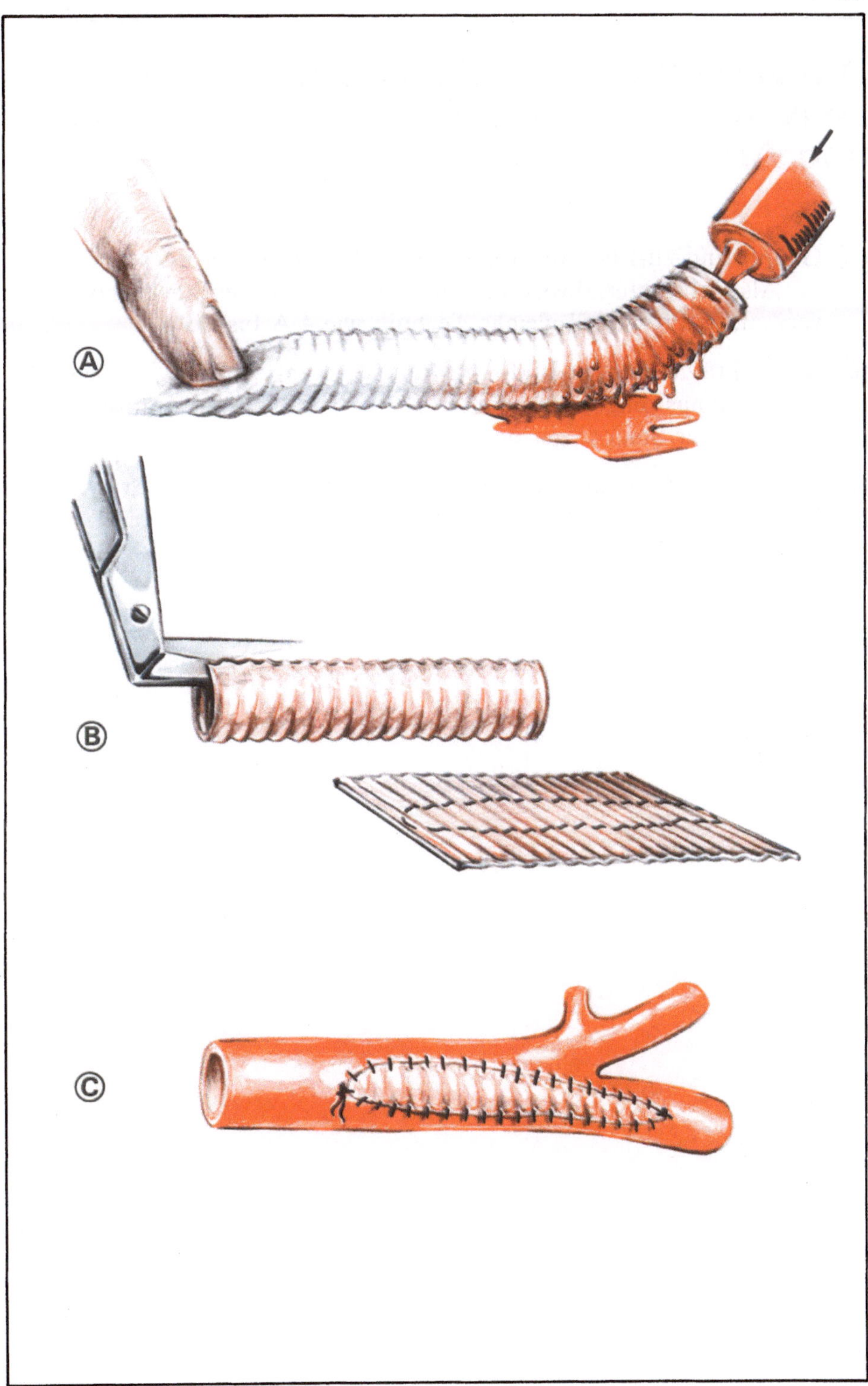

10

Die verschiedenen Anastomosenformen zwischen Kunststoff-(Dacron-)Prothese und Arterie

Ⓐ Gerade End-zu-End-Anastomose zwischen Dacronprothese und Arterie. Als Nahtmaterial wird monofiler Kunststoff der Stärke 4 oder 5/0 verwendet. Prinzipiell gleiche Technik wie 4 A bis D.

Ⓑ Angeschrägte End-zu-End-Anastomose. Nahttechnik wie oben. Die schräge Anastomose ist sicherer als die gerade Anastomose, da die Gefahr einer Stenose geringer ist.

Ⓒ End-zu-Seit-Anastomose zwischen Dacronprothese und Arterie. Gleiche Technik wie 8 A bis D.

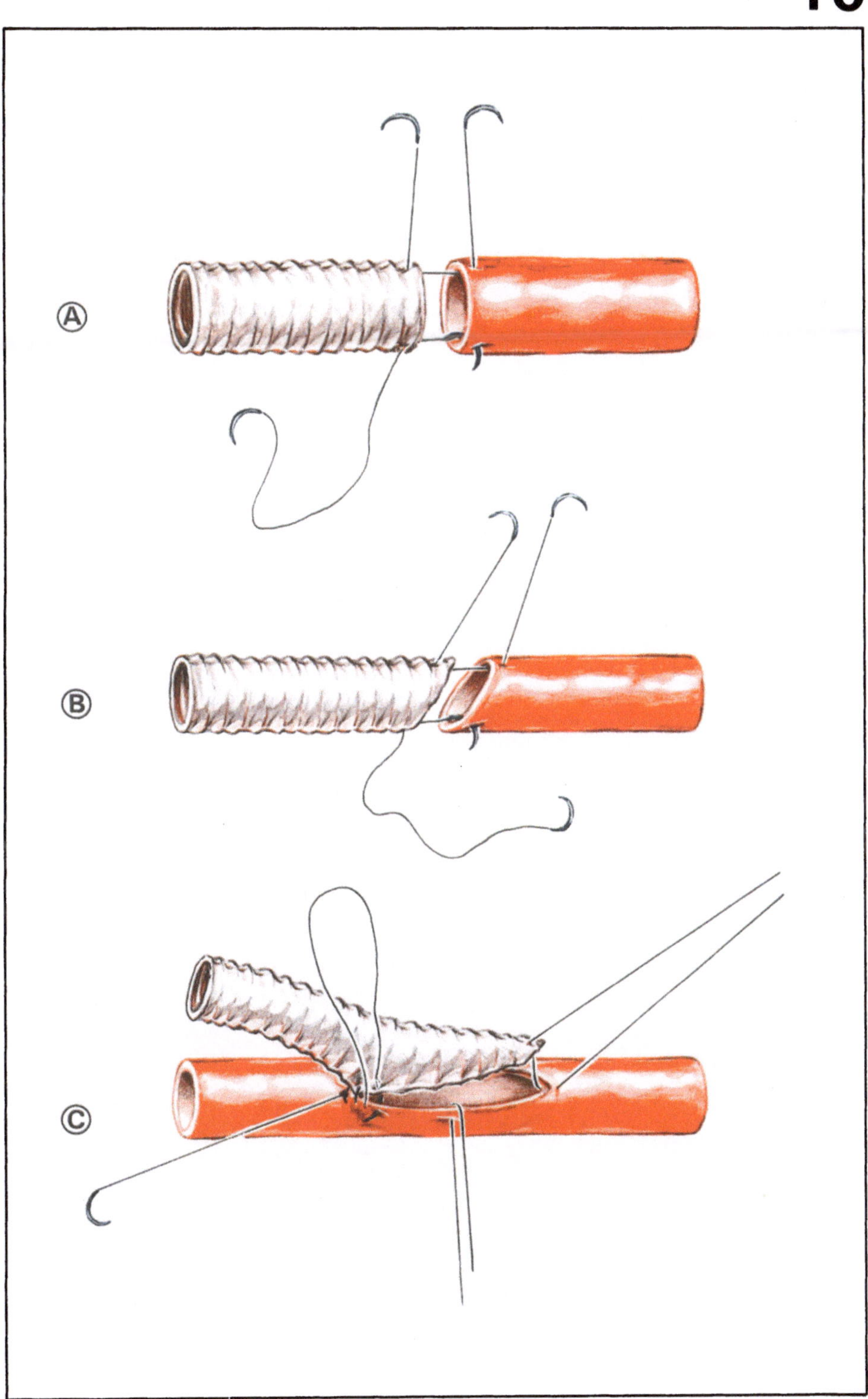

Typische Notfallsituationen

11

Der embolische Verschluß der rechten Arteria femoralis communis in Höhe der Gabelung

Diagnostische Hinweise

Plötzlicher Beginn, starker Schmerz, Ischämie der Peripherie, Kälte, Blässe, Pulslosigkeit. Später Parästhesie und Lähmungserscheinungen. Embolischer Verschluß der Femoralisgabel ist die häufigste Form der peripheren Embolie (40% aller Embolien). Die Aorten und Iliacaembolien machen etwa 20% aus. Sie werden ebenfalls wie die direkte Femoralisgabelembolie von inguinal aus operiert. Für sie gilt die gleiche Vorgangsweise, wie sie hier skizziert wird. Bei der überwiegenden Mehrzahl der Fälle ist eine präoperative Angiographie nicht erforderlich.

Ⓐ In Lokalanästhesie (bei jüngeren Patienten, guten Kreislaufverhältnissen und geringen Risikofaktoren ist auch Narkose möglich) wird von einem Längsschnitt in der rechten Leistengegend die Arteria femoralis communis freigelegt. Herrscht dort Pulslosigkeit, so kann man die Arterie finden, indem man die Strecke Spina iliaca anterior und Symphyse halbiert und etwas distal von diesem Halbierungspunkt einschneidet.

Die Arteria femoralis communis ist präpariert. Häufig sieht man schon von außen den bräunlich schwarzen Thrombus durch die Gefäßwand schimmern. Der Puls hört unterhalb der blockierten Stelle auf.

Ⓑ Anschlingen der Gefäßgabel. Diese Anschlingung sollte grundsätzlich durchgeführt werden, um durch die Zügel die Möglichkeit einer Blutungskontrolle zu haben. Dazu werden dicke, paraffinierte Seidenfäden oder elastische Gummi- oder Plastikschläuche verwendet.

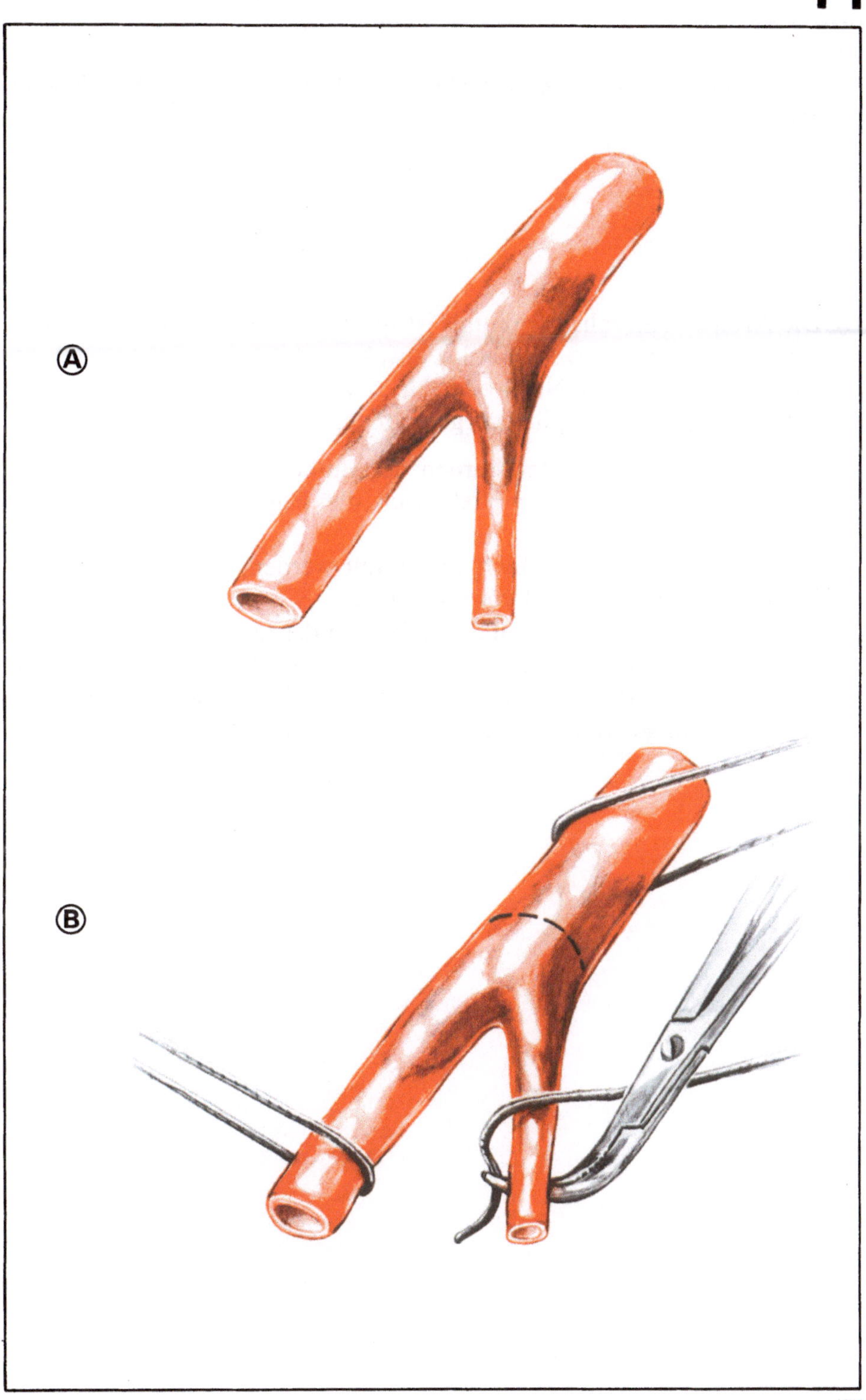
A
B

Wichtig: Vor der Eröffnung des Gefäßes erhält der Patient 5000 E Heparin intravenös.

Ⓒ Die Arteria femoralis communis ist quer eröffnet. Meist quillt schon der bräunlich schwarze Embolus etwas hervor.
Der Fogartykatheter Nr. 4 oder Nr. 5 wird in die Arteria femoralis superficialis nach peripher vorgeschoben.

Ⓓ Mit dem Fogartykatheter werden der Embolus und Abscheidungsthrombus extrahiert. Es empfiehlt sich, den Fogartykatheter mit Luft zu füllen.
Das Manöver muß mehrfach wiederholt werden, bis ein eindeutiger Rückfluß aus dem Gefäß vorhanden ist.
Dieser Rückfluß kommt durch Umleitung des arteriellen Blutes über Kollateralen zustande und sollte hellrot sein. Er ist allerdings oft nicht sehr deutlich und wird erst stärker, wenn sich nach atraumatischem Klemmen einiges Blut im Gefäß gesammelt hat.

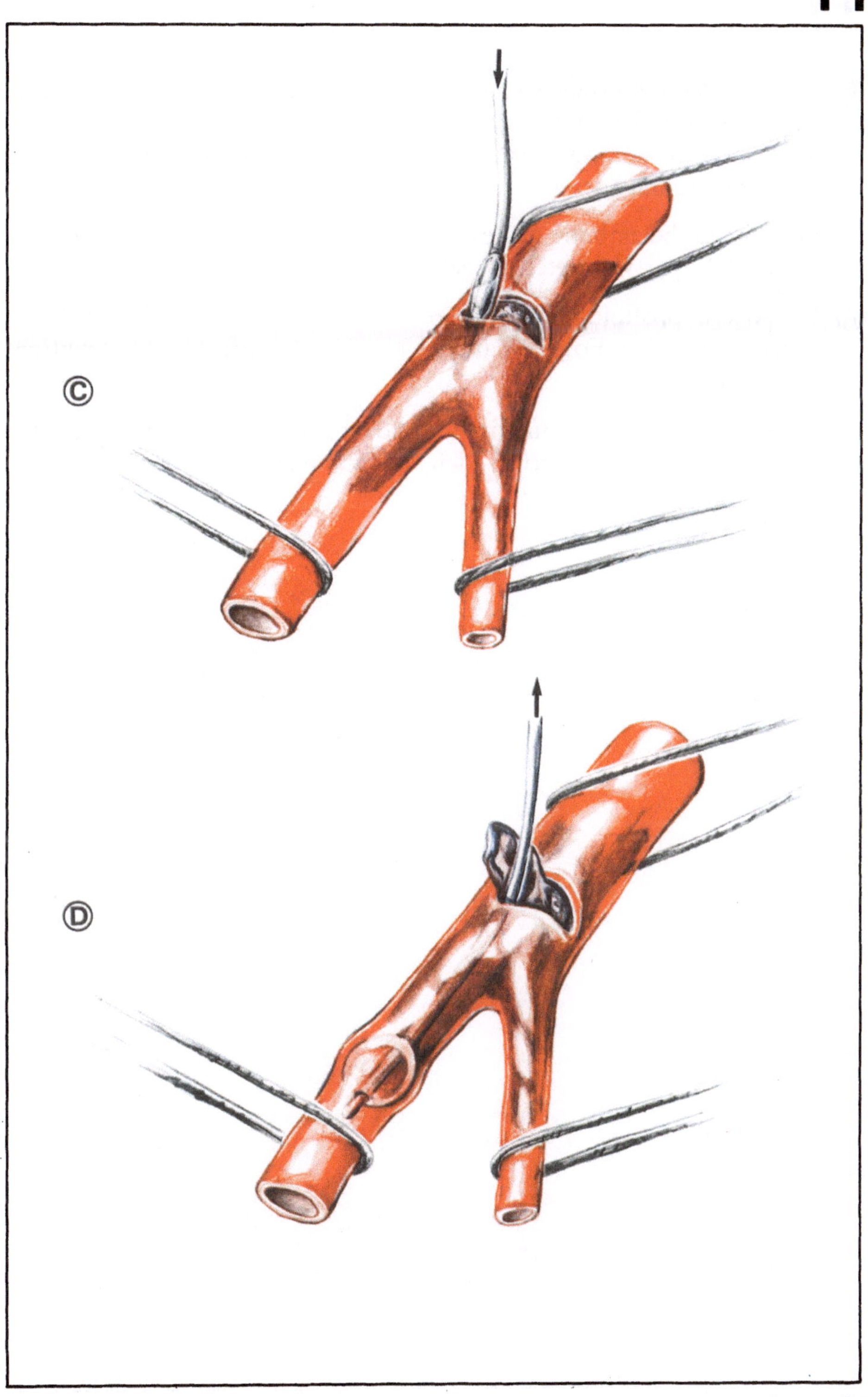

Ⓔ Die Arteria femoralis superficialis wurde atraumatisch geklemmt, Eingehen mit dem Fogartykatheter Nr. 4 in die Arteria profunda femoris. Man kommt etwa 15 cm weit und findet Thromben in der tiefen Beinschlagader.

Bei jeder Gabelembolie sollte die Arteria profunda femoris unbedingt mit dem Fogartykatheter ausgetastet werden.

Ⓕ Die Arteria profunda femoris wird nun auch atraumatisch geklemmt. Eingehen mit dem Fogartykatheter Nr. 5 nach zentral und Extraktion des Embolus.

Meist ist hier nur ein einmaliges Manöver notwendig, da der arterielle Blutdruck die desobliterierenden Maßnahmen unterstützt und den Embolus exprimiert.

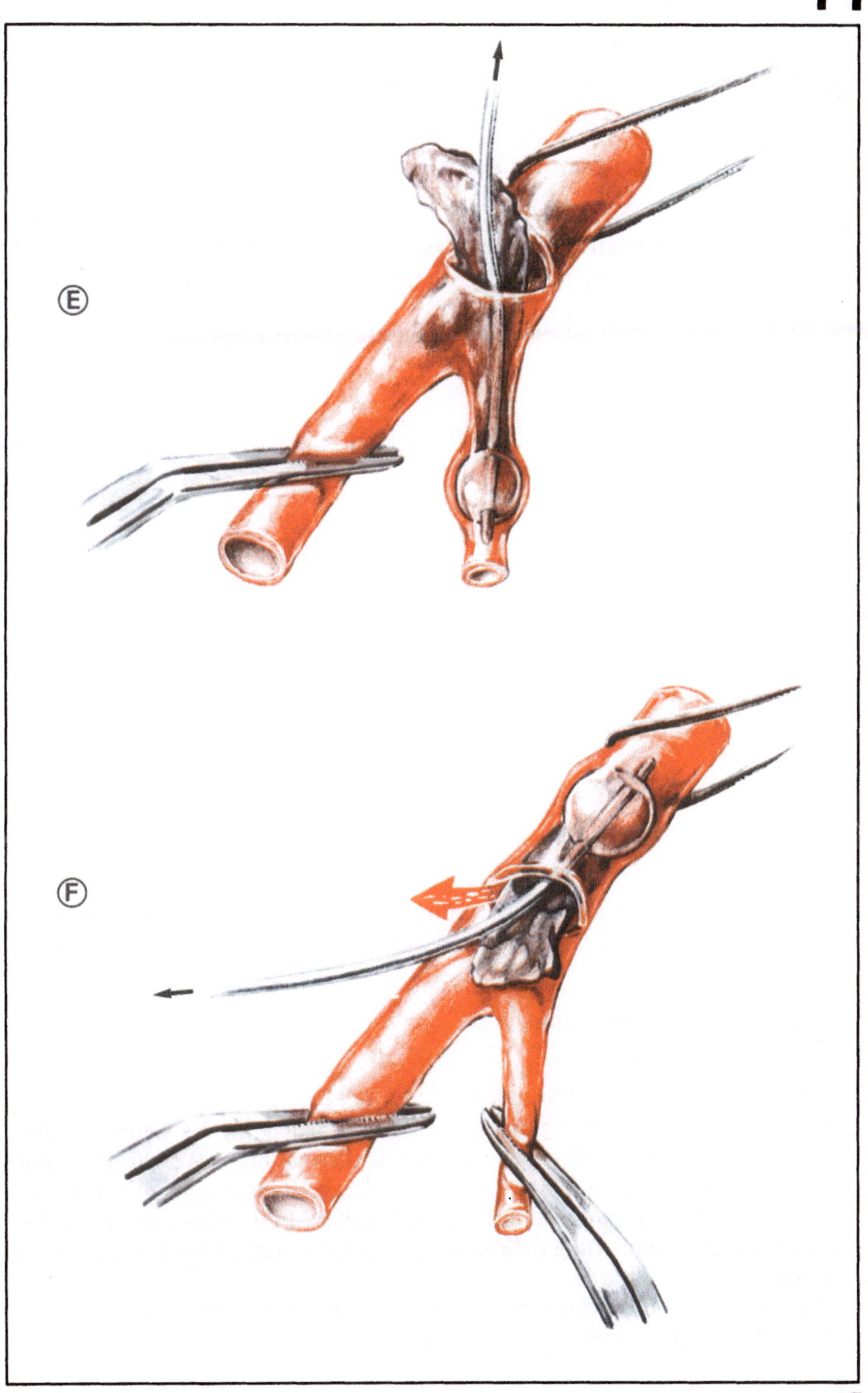
E
F

Ⓖ Der Embolus und eventuelle Abscheidungsthromben sind komplett entfernt.

Das sicherste Zeichen des kompletten Zustroms: es schäumt.

Atraumatische Klemmung der Arteria femoralis communis, Beginn einer fortlaufenden einfachen Naht (5/0 monofiler Kunststoffaden). Man beginnt die Naht an der dem Operateur entfernten Stelle.

Ⓗ Arteriotomie nach „Flushen" beendet, Faden geknüpft.

Diese Vorgangsweise gilt auch für die indirekte Entfernung der Iliacaembolie bzw. Aortengabelembolie (von beiden Leisten aus).

Postoperative Maßnahmen

- Täglich periphere Pulstastung.
- Redondrainage durch 48 Stunden.
- Antibiotische Abschirmung durch 3 Tage mit täglich 2 × 2 g Cephamandol.
- Antikoagulantientherapie zunächst mit täglich 3 bis 4 × 5000 E Depot Heparin subcutan durch 3 bis 4 Tage, später Langzeitantikoagulantientherapie mit einem Dicumarolderivat bis zur endgültigen Feststellung der Emboliequelle und ihrer Sanierung (Mitralklappenfehler, vorgeschaltete Aneurysmen u. a.).
- Histologische Untersuchungen des Embolus (Vorhofmyxom).
- Mobilisation am 2. postoperativen Tag.

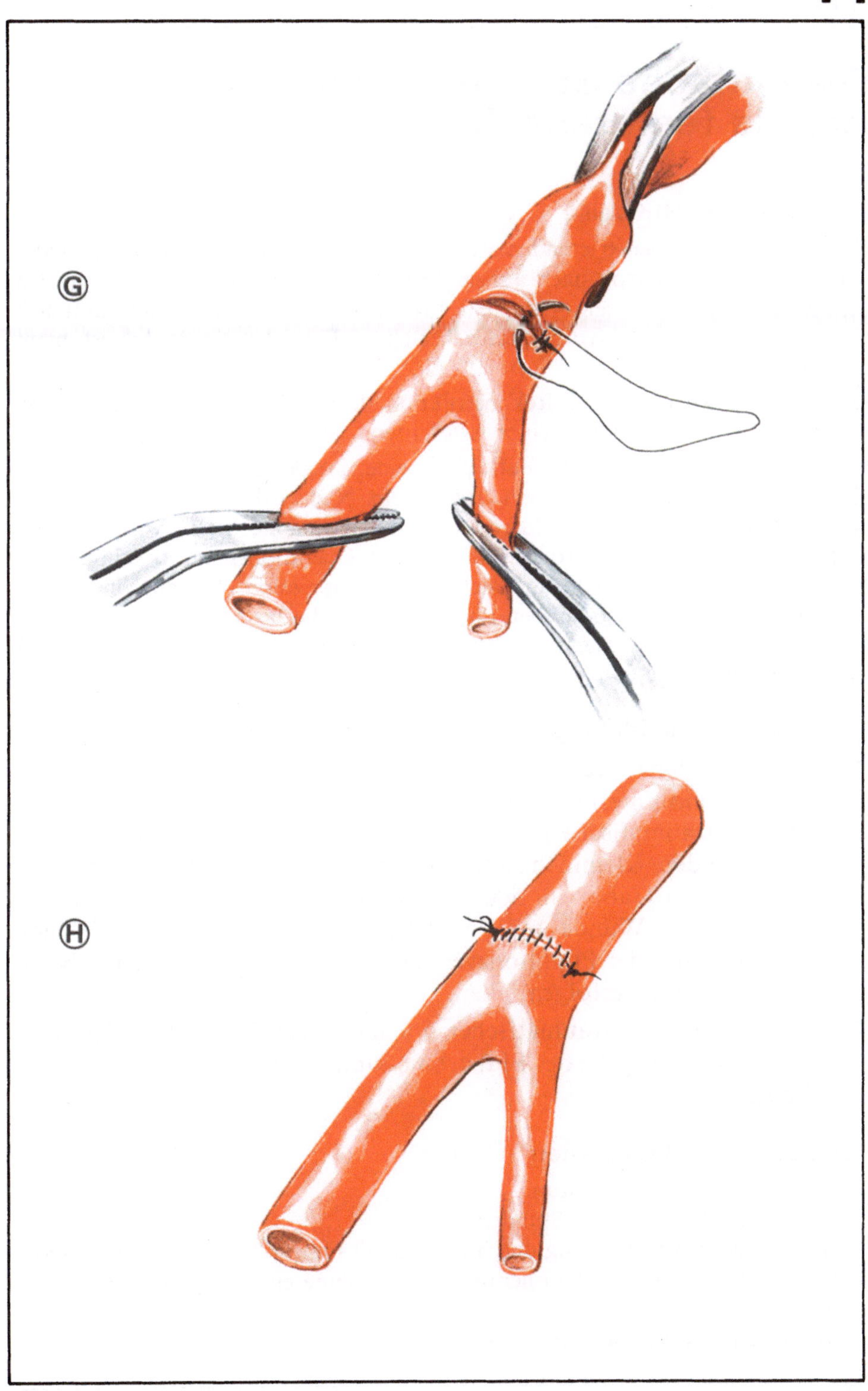
G
H

12

Die einfache Stichverletzung der Arteria femoralis dextra

Diagnostische Hinweise

Die Diagnose einer penetrierenden arteriellen Gefäßverletzung ist leicht; es blutet hellrot und pulssynchron nach außen. Der Patient kommt zunehmend in den Schockzustand. Je nach dem Ausmaß der arteriellen Laesion kann auch zusätzlich eine periphere Ischämiesymptomatik bestehen. Eine Arteriographie ist nicht notwendig.

Die sofortige Revision und Rekonstruktion des Gefäßes ist anzustreben, da heutzutage die Unterbindung einer Arteria femoralis nicht mehr zulässig ist.

In den meisten Fällen wird der Patient mit einer lokalen Kompression der stark blutenden Wunde in das Krankenhaus gebracht. Nun wird der Kompressionsverband entfernt und die Blutung durch Daumendruck auf die Arterie vorläufig zum Stillstand gebracht. Dann wird der Patient in den Operationssaal gebracht und die Narkose begonnen. Unter noch bestehender Kompression wird nun die Umgebung der Wunde steril gewaschen und schließlich die bisherige unsterile Kompression durch eine sterile (z. B. Stieltupfer) ersetzt. Nun Wundexcision und Instrumentenwechsel.

Ⓐ Pulssynchrone Blutung aus der Stichwunde.

Ⓑ Unter ständiger Kompression der Gefäßwunde wird die Arterie oberhalb und unterhalb ihrer Verletzungsstelle aufgesucht. Jetzt läßt sich die atraumatische Klemmung mit Gefäßklemmen leicht durchführen. Andere Klemmen sollen nicht verwendet werden. Nach Setzen der Klemmen Gabe von 5000 E Heparin intravenös. Nach exakter Inspektion der Wunde und Feststellung unauffälliger glatter Wundränder (Stich- oder Punktionsverletzung) kann die fortlaufende Naht der Gefäßwunde erfolgen.

Ⓒ Hierzu wird ein atraumatischer 5/0 monofiler Kunststoffaden verwendet. Vor Freigabe des Blutstromes und vor endgültigem Knüpfen: „Flushen“.

Postoperative Maßnahmen

- Täglich periphere Pulstastung.
- Redondrainage durch 48 Stunden.
- Antibiotische Abschirmung durch 3 Tage mit täglich 2 × 2 g Cephamandol.
- Eventuell Antikoagulantientherapie nur im Sinne einer Lungenembolieprophylaxe.
- Mobilisation am 2. postoperativen Tag.

12

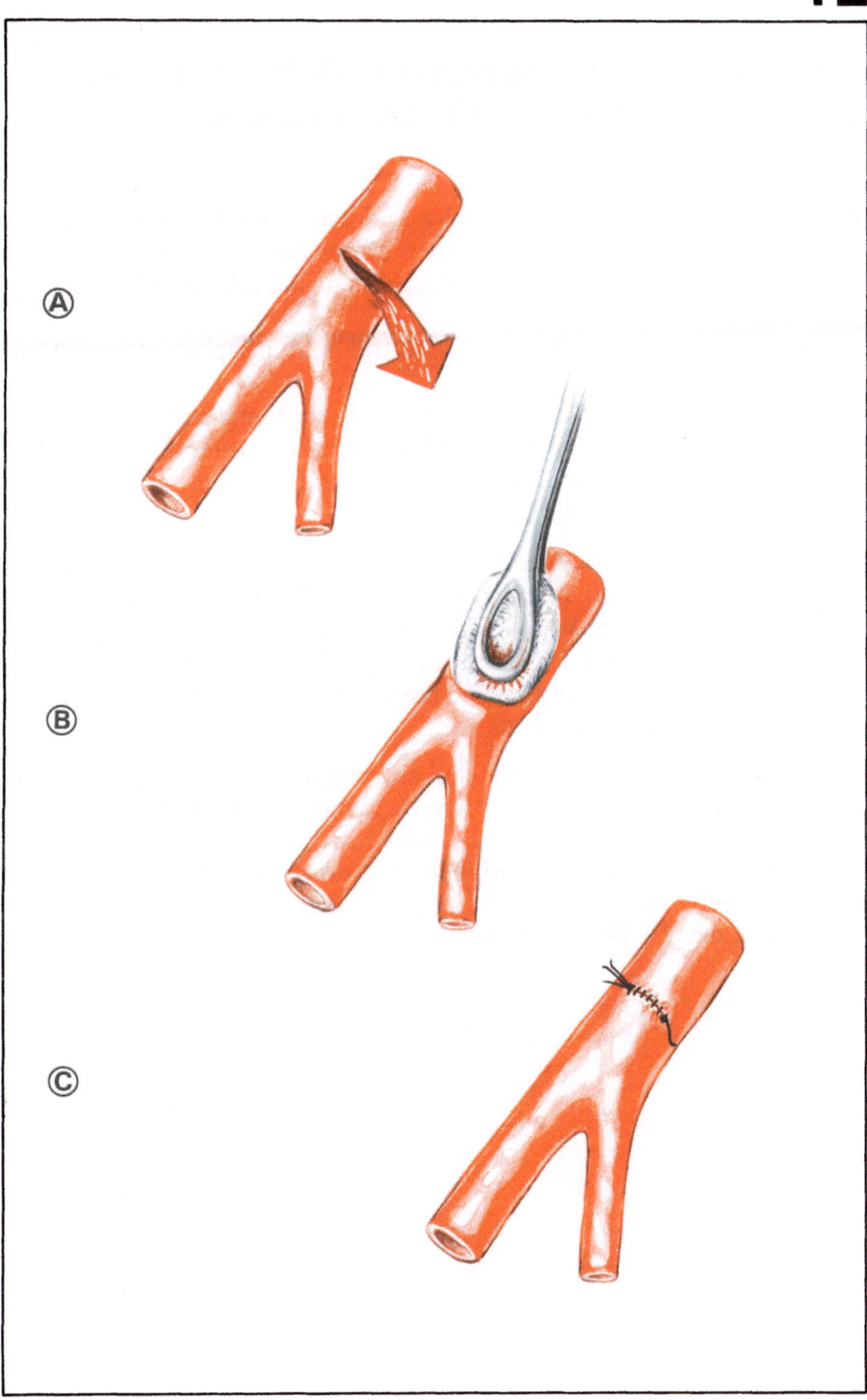

13

Die schwere penetrierende Verletzung der Arteria femoralis communis

Ⓐ In der Zeichnung ist eine schwere penetrierende Verletzung der Femoralisgabel angedeutet, wie z. B. durch eine Schußverletzung; die Ränder des Gefäßes sind zerfetzt, es besteht eine schwere Blutung nach außen.
Das Gefäß wurde mittlerweile zentral und peripher atraumatisch geklemmt.
Die strichlierten Linien deuten an, daß die Gefäßstümpfe reseziert werden müssen, bis gesunde Verhältnisse angetroffen werden. Es ist darauf zu achten, daß die Gefäßwand unverändert ist und keine Intimaabhebung vorliegt.

Ⓑ Zustand nach Resektion des verletzten Gefäßstückes. Die Gefäßstümpfe sind durch Anschlingungsfäden gehalten, um einer Retraktionstendenz entgegenzuwirken. Die Wandschichten sind intakt. Es wurden 5000 E Heparin intravenös gegeben. Der entstandene Gefäßdefekt ist durch eine einfache End-zu-End-Anastomose nicht mehr zu überbrücken. Es wird daher

Ⓒ ein Stück der zentralen Vena saphena magna entnommen, welche im allgemeinen das Kaliber einer Arteria femoralis communis hat. Dieses Venenstück wird nun in den entstandenen Gefäßdefekt interponiert. Im Bild wird gerade die periphere Anastomose begonnen, nachdem links bereits ein Haltefaden gelegt ist und rechts in der üblichen Technik der 2. „Eckfaden“ gelegt wird.

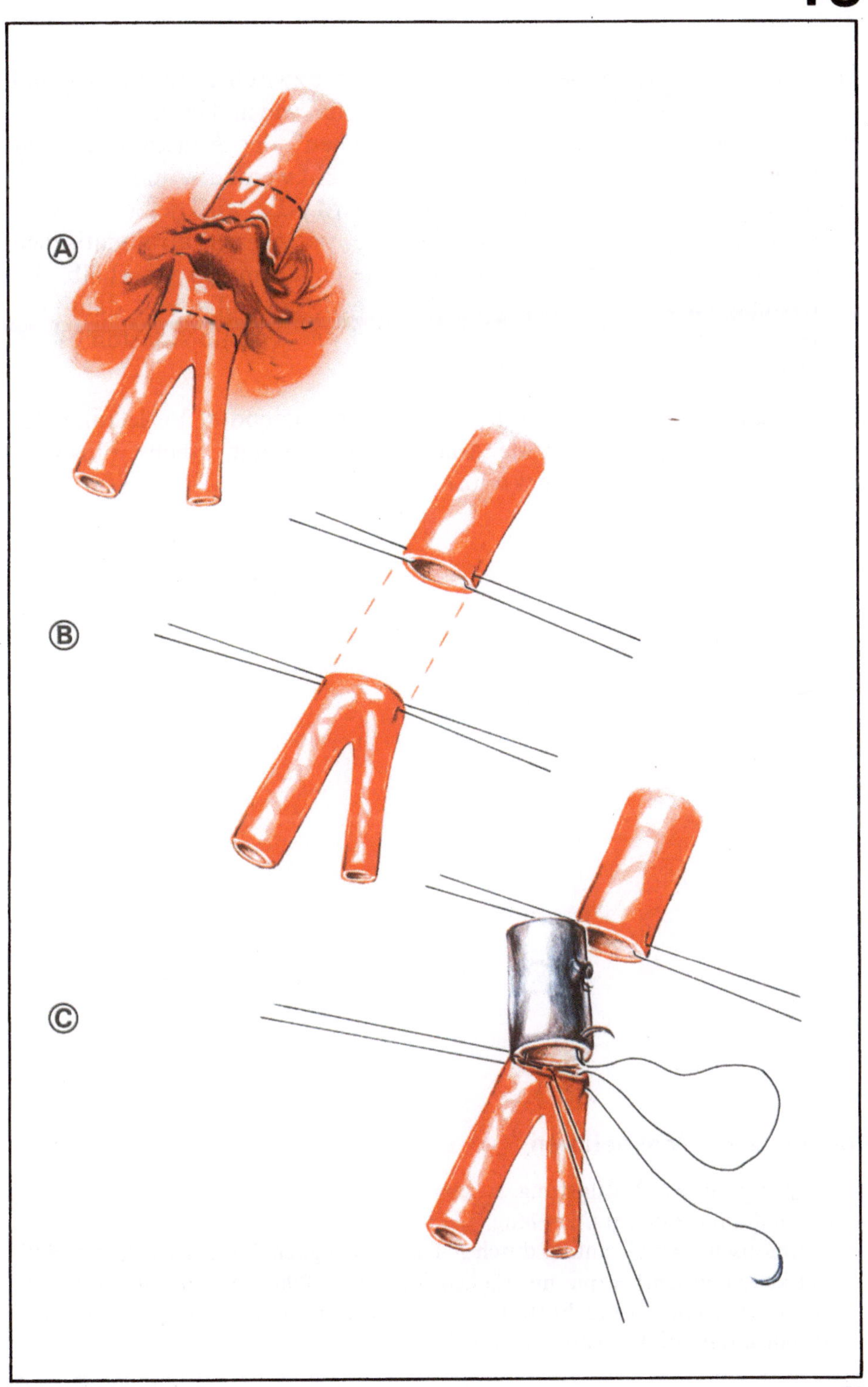
A
B
C

Ⓓ Die Hinterwand der peripheren Anastomose zwischen Venenstück und peripherem Gefäßstumpf ist genäht. (Wenn, wie in diesem Fall, durch die Gabelung des Gefäßes ein „Verdrehen" der Anastomose nicht möglich ist, muß ein Gefäß von innen genäht werden – man muß nur darauf achten, daß außen geknüpft wird.) Es wird jetzt die Vorderwand begonnen. Nun werden die peripheren atraumatischen Gefäßklemmen entfernt und eine dieser Klemmen oberhalb der fertiggestellten Anastomose auf das Venenstück aufgesetzt, damit die Naht schon abdichten kann. Nun wird die zentrale Anastomose in gleicher Technik hergestellt.

Ⓔ Zustand nach Rekonstruktion einer penetrierenden Verletzung der Arteria femoralis. Zentrale Anastomose beendigt. Nach „Flushen" sind die Fäden bereits geknüpft.

Postoperative Maßnahmen

- Täglich periphere Pulstastung.
- Redondrainage 48 Stunden lang.
- Antibiotische Abschirmung durch 5 Tage mit täglich 3 × 2 g Cephamandol.
- Antikoagulantientherapie mit täglich 3 bis 4 × 5000 E Depot Heparin subcutan durch 3 bis 4 Tage. Fortsetzung mit Dicumarolderivat nicht erforderlich.
- Mobilisation am 3. postoperativen Tag.

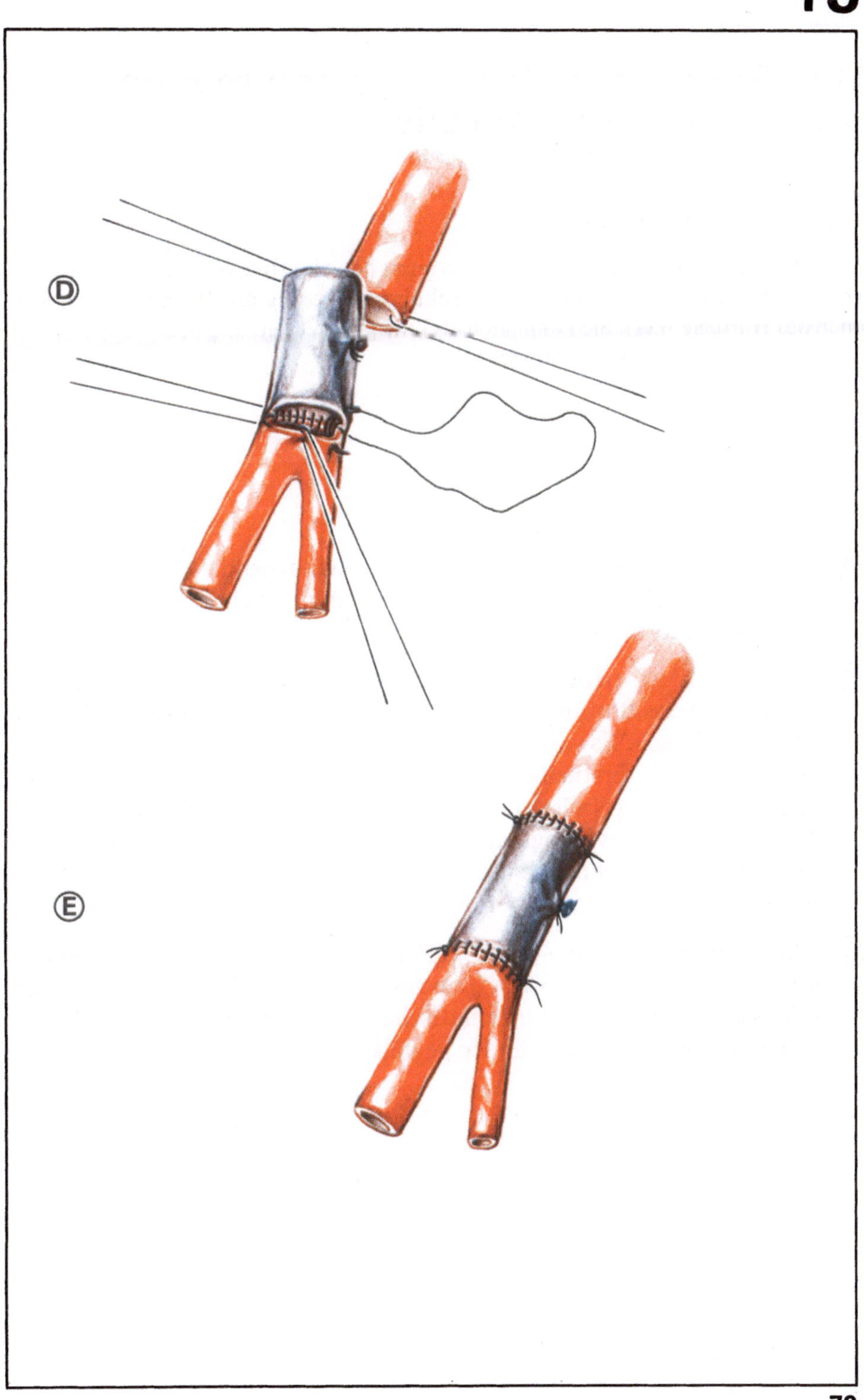
D
E

14

Der Ausriß der Vena saphena magna aus der Vena femoralis

Diagnostische Hinweise

Diese Verletzung ist nicht so selten und kommt bei schweren, offenen Hüfttraumen vor (Überfahrungsverletzung, Überstreckungsverletzung mit Luxation oder Brüchen des Hüftgelenkes). Sie kann auch als iatrogene Verletzung beim Stripping der Vena saphena magna vorkommen.

Ⓐ Anatomische Situation in der rechten Leistengegend. Der Pfeil demonstriert die Richtung der Gewalteinwirkung, welche zum Ausriß der Vena saphena magna führt.

Ⓑ Der Ausriß ist erfolgt, es kommt zur schweren diffusen venösen Blutung. Diese Blutung kommt spontan nicht zum Stillstand und ist lebensgefährlich. Es wird zunächst nach Abnahme des Kompressionsverbandes des Ersthelfers mit dem Stieltupfer das Loch in der Gefäßwand komprimiert und ähnlich wie bei der Stichverletzung der Arteria femoralis vorgegangen. Nach Klärung der lokalen Situation und Freilegung des proximalen und distalen Gefäßstückes erfolgt die Blutstillung am besten durch Kompression mit

Ⓒ 2 Stieltupfern, welche – richtig placiert – vollkommen zur Blutstillung einer verletzten Vena femoralis ausreichen. Bei genügender Übersicht können auch atraumatische Gefäßklemmen gesetzt werden. Dann werden die Wundränder geglättet.

14

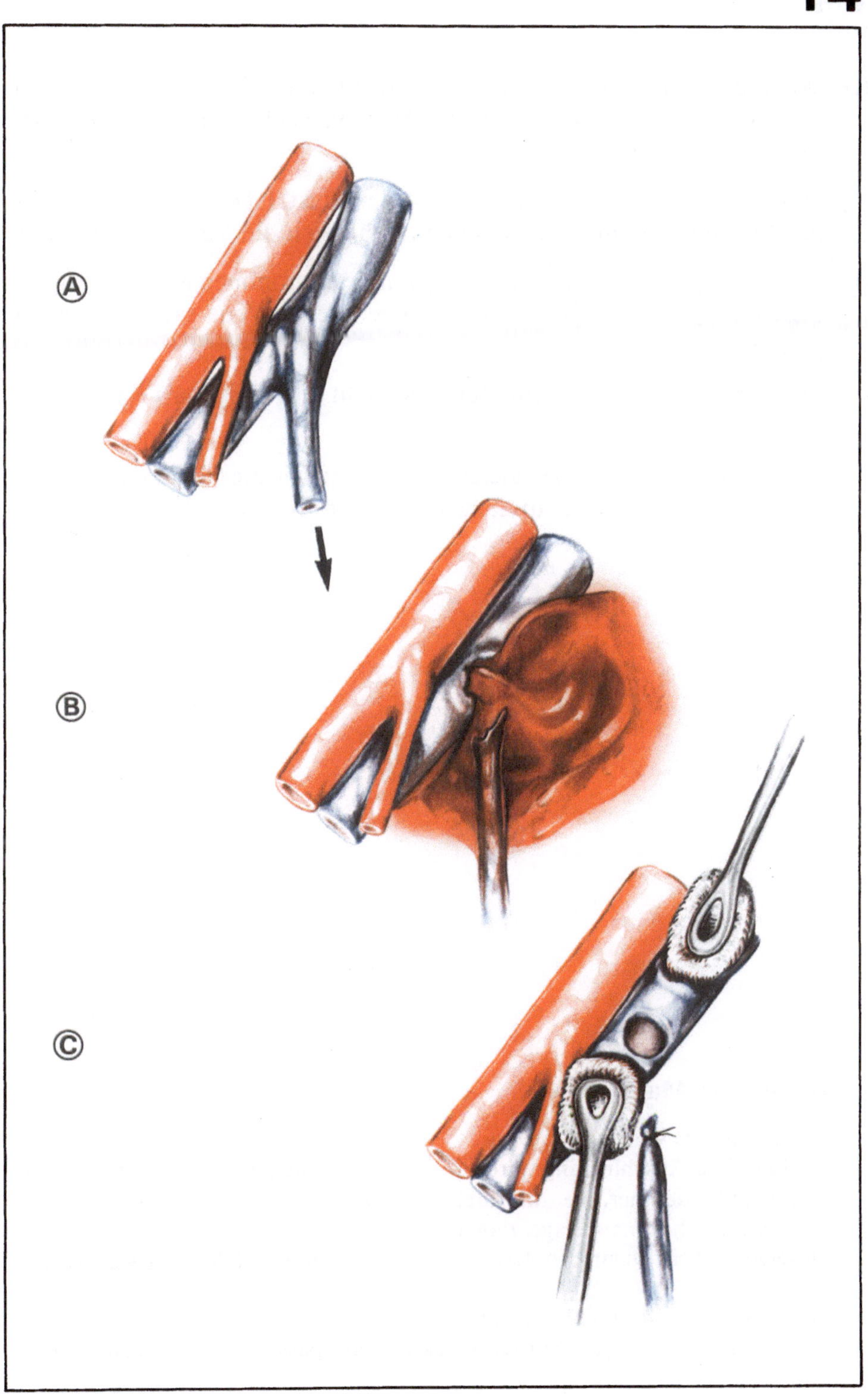

Ⓓ Wenn der Defekt in der Venenwand nicht zu groß ist (bis zum halben Umfang), kann eine direkte quere Naht versucht werden, doch führt sie nicht selten zur

Ⓔ Stenose, wie das auf diesem Bild angedeutet ist. Ist ein größerer Defekt der Venenwand entstanden, so empfiehlt sich die Verwendung eines

Ⓕ Venenpatches, welcher von der Peripherie entnommen wird. Häufig ist dazu das proximale Endstück der abgerissenen Vena saphena magna geeignet.

Das Einnähen eines Venenpatches ist nicht schwieriger als eine direkte Naht.

Die Naht erfolgt nach den gleichen Kriterien wie die früher dargestellte Nahttechnik eines Venenpatches auf einer Arterie.

Postoperative Maßnahmen

- Redondrainage 48 Stunden lang.
- Antibiotische Abschirmung durch 5 Tage mit täglich 3 × 2 g Cephamandol.
- Antikoagulantientherapie mit täglich 3 bis 4 × 5000 E Depot Heparin subcutan durch 3 bis 4 Tage, danach
- Umsetzen auf ein Dicumarolderivat, welches mindestens 6 Monate weitergegeben wird.
- Bandagierung und Hochlagerung des Beines.
- Mobilisation am 3. Tag, frühzeitige aktive und passive Bewegungsübungen.

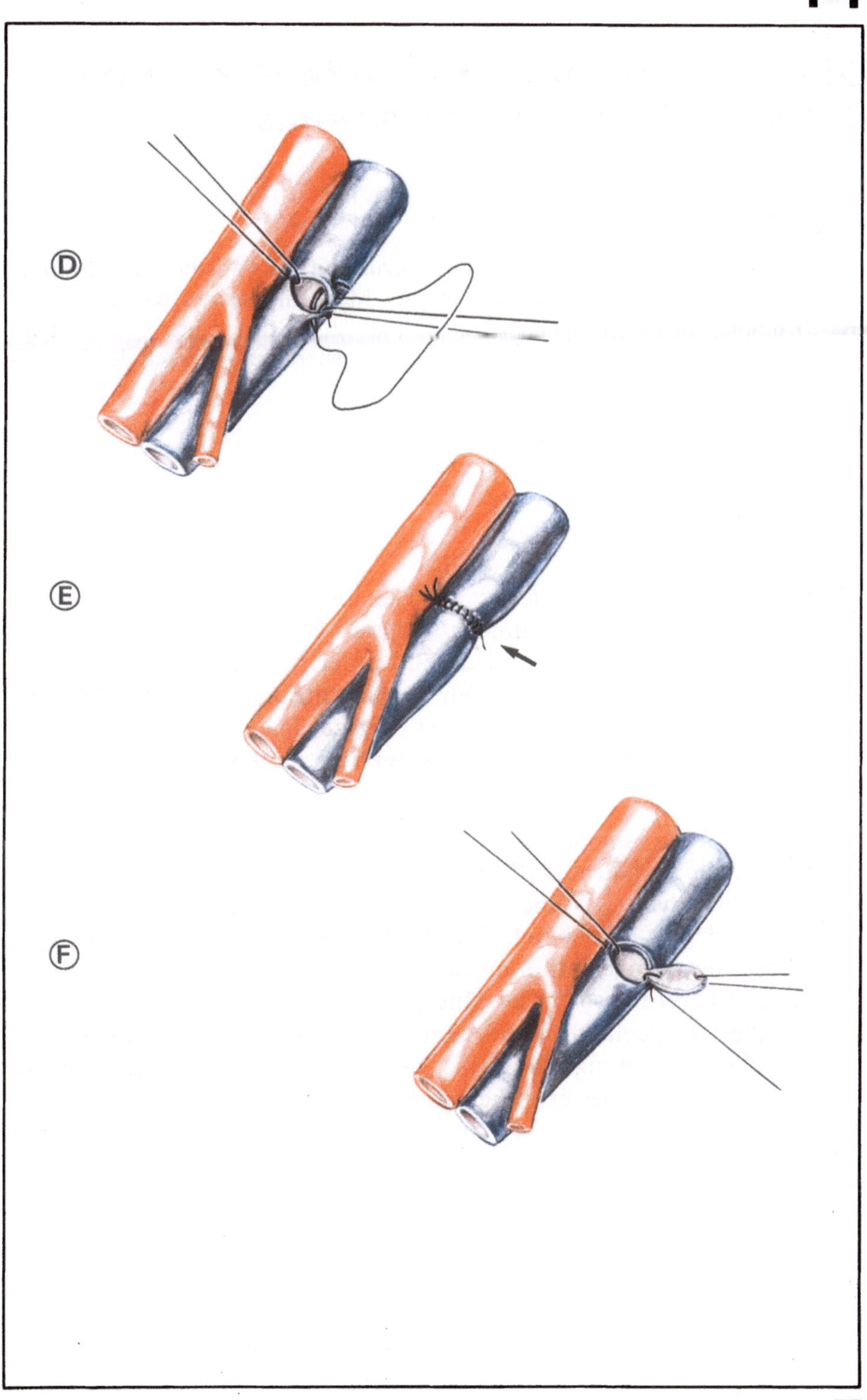
D
E
F

15

Die schwere, penetrierende Verletzung der Vena femoralis communis

Diagnostische Hinweise

Profuse venöse Blutung, erheblicher Schockzustand des Patienten. Die Blutung kommt spontan nicht zum Stillstand, da der Mechanismus der Retraktion der Gefäßstümpfe, wie es bei den Arterien der Fall ist, bei den Venen nicht besteht. Abnahme des Kompressionsverbandes des Ersthelfers und Versuch der Fingerkompression.

Ⓐ Penetrierende Verletzung der Vena femoralis im Bereiche der Mündungsstelle der Vena saphena magna. Fingerkompression. Nach Freipräparation der Vene ober- und unterhalb der Verletzungsstelle Stieltupferkompression. Es können auch atraumatische Gefäßklemmen verwendet werden. Strichliert eingezeichnet sind die Linien der geplanten Gefäßresektion. Die Resektion muß weit im Gesunden erfolgen.

Ⓑ Verletzte Gefäßanteile reseziert, die Vena femoralis communis und superficialis sind atraumatisch geklemmt, eine direkte Anastomose ist nicht möglich: der Mündungsteil der saphena magna wird als Gefäßtransplantat vorbereitet. Der distale Saphenastumpf ist ligiert. Das in doppelter Länge entnommene Venenstück, welches als Interponat verwendet werden soll, wird längsgespalten.
Strichliert die geplante, querlaufende Durchtrennungslinie des Saphenastückes zur Bildung eines zusammengesetzten Ersatzgefäßes, um das erforderliche Kaliber erreichen zu können.

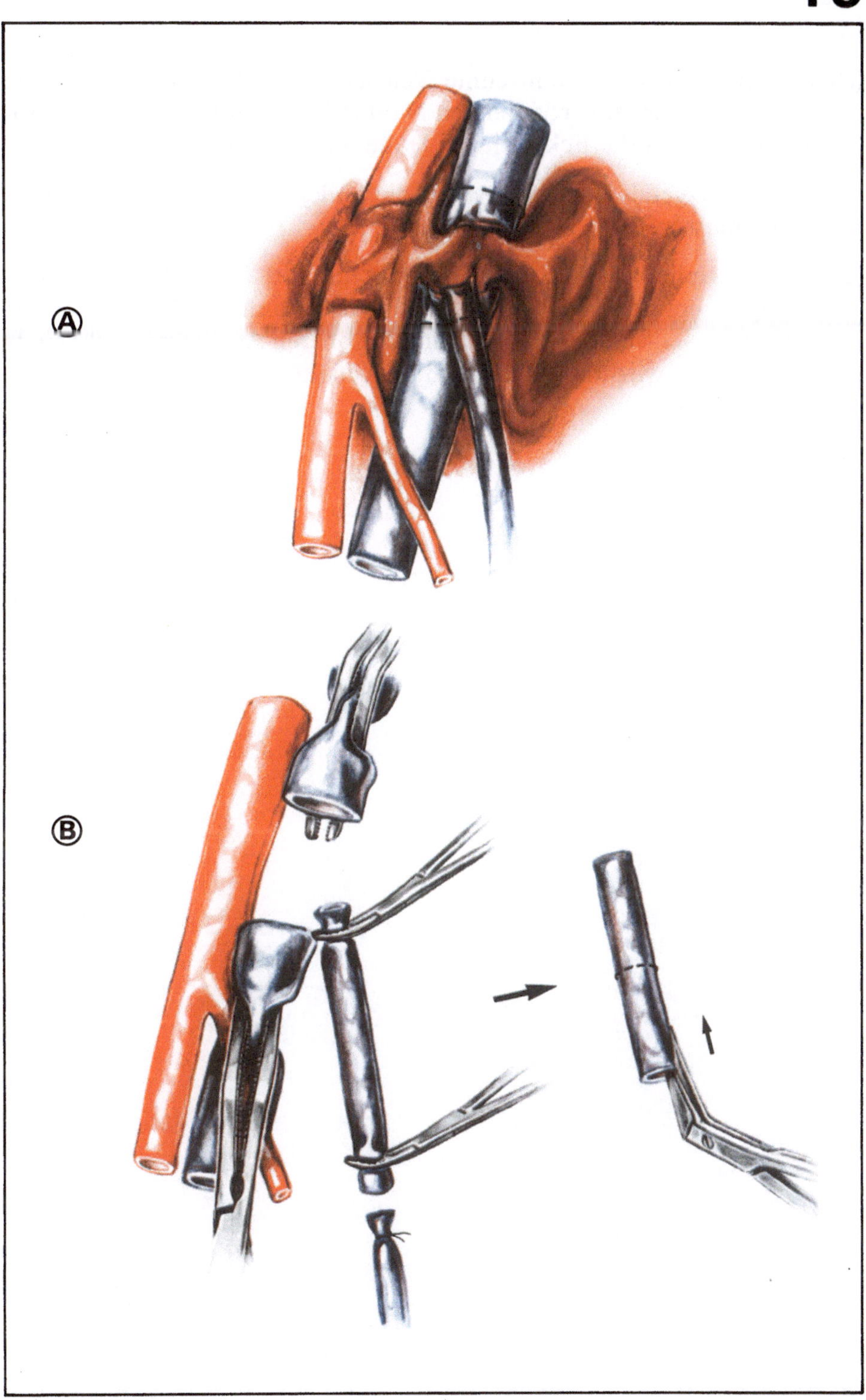
A
B

Ⓒ Das in der Mitte durchtrennte Venenstück wird nun türflügelartig zunächst mit einer fortlaufenden Naht (5/0 monofiler Faden) anastomosiert, wobei die Ecken durch Haltefäden gehalten werden.

Ⓓ Das Ersatzgefäß ist fertiggestellt, die andere Nahtreihe ist ebenfalls abgeschlossen.

Ⓔ Die pheriphere Anastomose im Bereich des Defektes der Vena femoralis communis ist fertiggestellt, die atraumatische Klemme ist nach oben versetzt. Die Hinterwand der oberen Anastomose ist bereits genäht, jetzt wird die Vorderwand zugenäht.

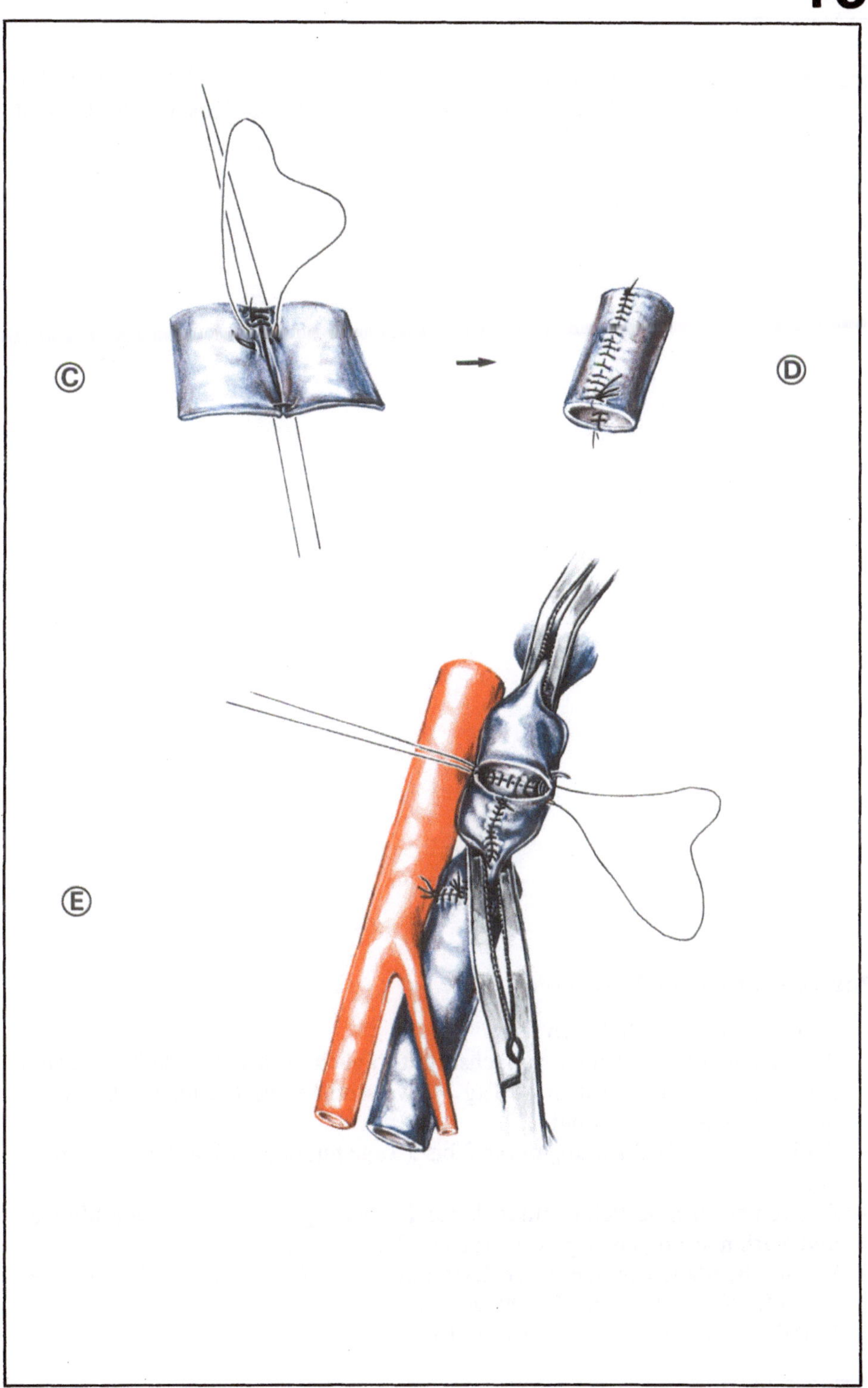
C
D
E

Ⓕ Nach ausgiebigem „Flushen“ werden die Fäden der proximalen Anastomose des Veneninterponates geknüpft. Die Rekonstruktion ist beendet.

Postoperative Maßnahmen

- Redondrainage 48 Stunden lang.
- Antikoagulantientherapie, zunächst mit täglich 3 bis 4 × 5000 E Depot Heparin subcutan, ab dem 4. Tag Verwendung eines Dicumarol-Derivates durch mindestens 6 Monate.
- Antibiotische Abschirmung durch 3 bis 5 Tage mit täglich 3 × 2 g Cephamandol.
- Aktive und passive Beingymnastik zur Förderung des venösen Durchflusses und Verhinderung einer postoperativen Thrombose.
- Strenge Bandage der operierten Extremität zur Förderung des Durchflusses der tiefen Beinvenen und Hochlagerung.
- Mobilisation am 3. postoperativen Tag.

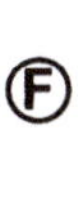

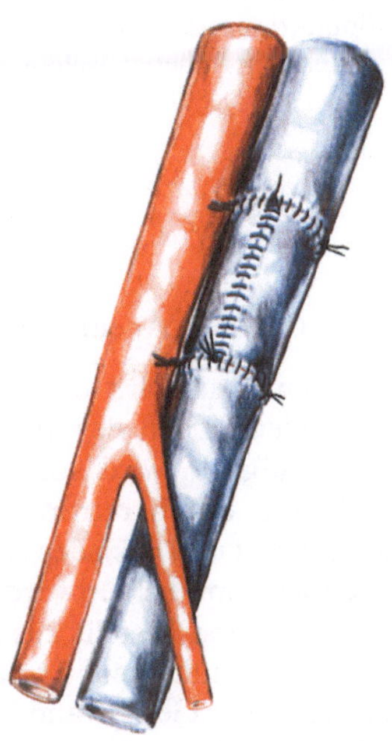

16

Das falsche Aneurysma der Arteria femoralis communis

Diagnostische Hinweise

Zustand nach direktem Gefäßtrauma (etwa durch Stichverletzung, früherer Gefäßoperation oder Gefäßpunktion, usw.). Pulsierender, wachsender schmerzhafter Tumor in der Leiste. Keine peripheren Ischämiezeichen.

Ⓐ Pulsierendes Haematom (falsches Aneurysma) kurz vor der Ruptur.

Ⓑ Die Arteria femoralis communis wird oberhalb dieses pulsierenden Tumors atraumatisch geklemmt. Ist das aus taktischen oder anatomischen Gründen nicht möglich, wird von einem kleinen Wechselschnitt im Unterbauch und durch retroperitoneales Vorgehen die Arteria iliaca externa freigelegt und nach der Gabe von 5000 E Heparin intravenös atraumatisch geklemmt. Nun wird die Wand des falschen Aneurysmas geöffnet. Die Wand besteht aus Haematommassen und pseudomembranösen Gewebsbildungen. Es blutet ziemlich stark aus dem bald sichtbaren Loch in der Gefäßwand heraus. Dabei handelt es sich um die Rückflußblutung, die am besten mit einem Fogartykatheter gestillt werden kann. Dieser Fogartykatheter wird hier gerade in das Loch der Gefäßwand eingeführt, aufgeblasen und zurückgezogen. Dadurch erspart man sich die zeitraubende Präparation der distalen Gefäße.

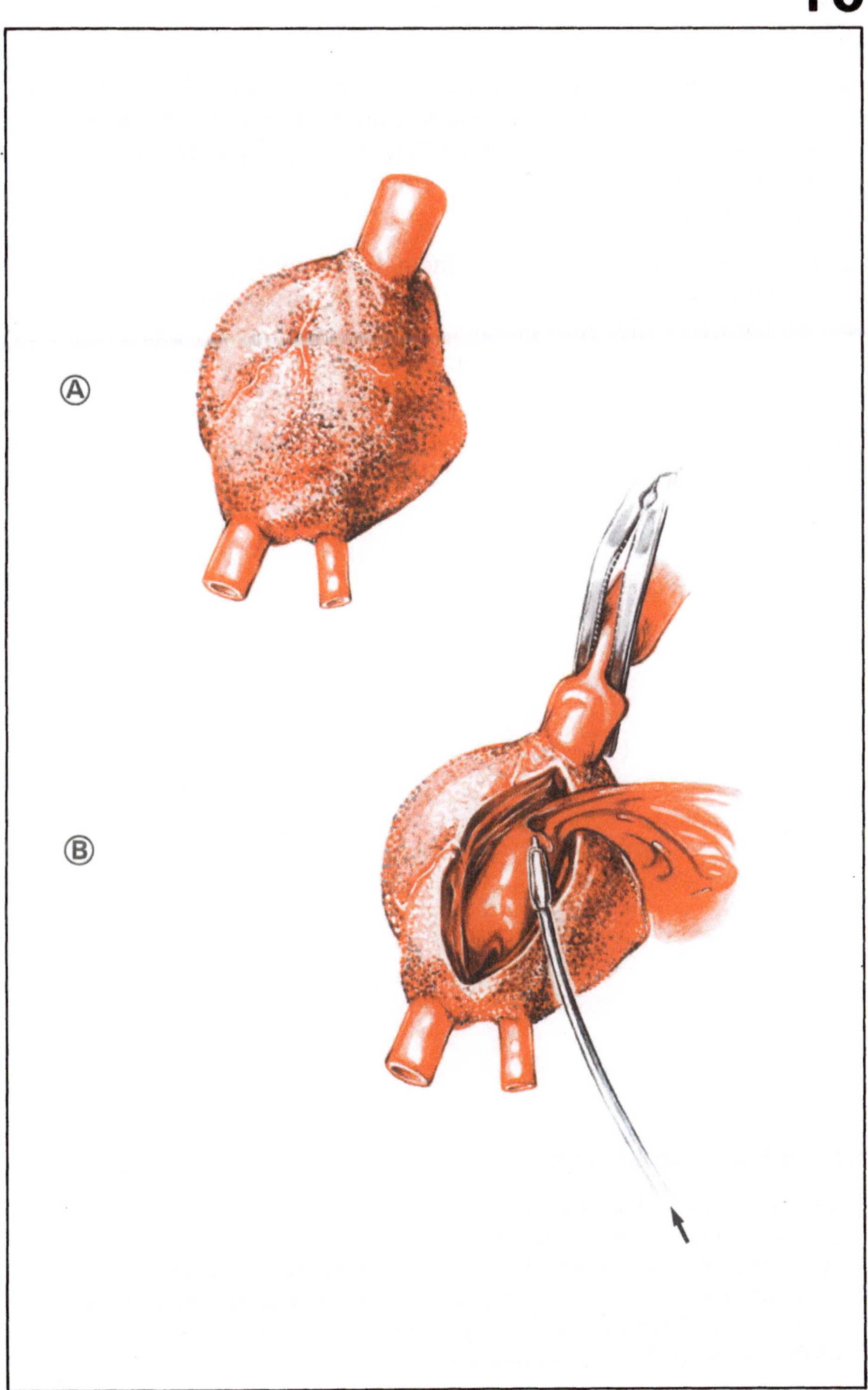

Ⓒ Die Arteria femoralis communis bzw. die Arteria iliaca externa ist zentral geklemmt, die Rückflußblutung ist durch den aufgeblasenen und zurückgezogenen Fogartykatheter blockiert. Das Haematom wird nun komplett ausgeräumt, um einer späteren Wundinfektion vorzubeugen.

Ⓓ Nach der Ausräumung des Haematoms wird auch peripher eine atraumatische Klemme gesetzt und der Fogartykatheter entfernt. In den meisten Fällen läßt sich der Defekt in der Gefäßwand durch eine einfache X- oder U-Naht mit einem atraumatischen monofilen Faden verschließen.

Ⓔ Zustand nach Übernähung des Loches in der Gefäßwand und Beseitigung des falschen Aneurysmas.

Postoperative Maßnahmen

- Täglich periphere Pulstastung.
- Redondrainage durch 48 Stunden.
- Antibiotische Abschirmung durch 3 Tage mit täglich 2 × 2 g Cephamandol.
- Antikoagulantientherapie mit Heparin nur bei gefährdeten Patienten im Sinne einer Pulmonalarterienembolieprophylaxe.
- Mobilisation am 2. postoperativen Tag.

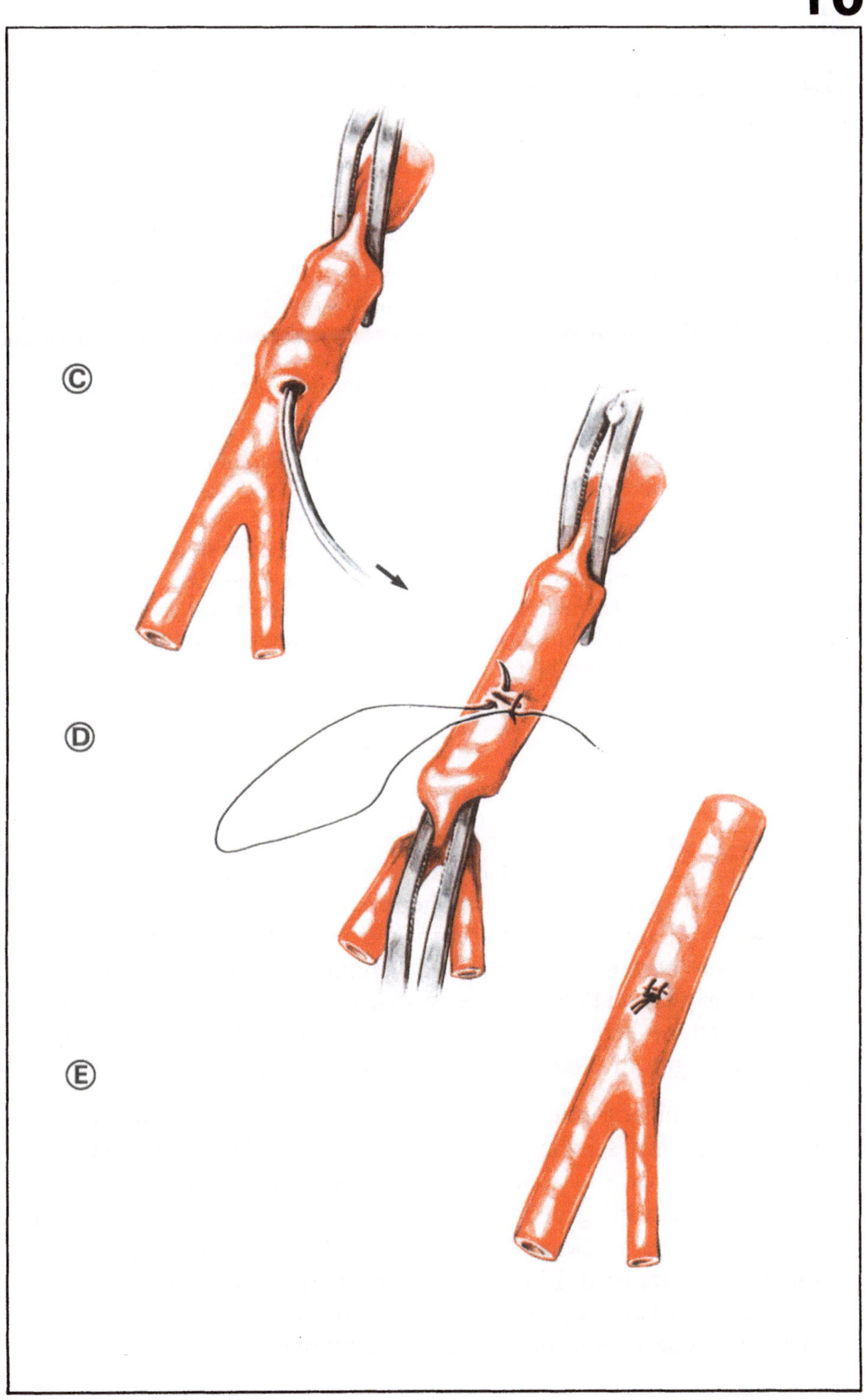
C
D
E

17

Die Thrombektomie der Vena femoralis dextra

Diagnostische Hinweise

Starke Schwellung des Beines mit bläulicher Verfärbung, relativ geringe Schmerzen. Druckschmerz im Bereich der Leiste und im Verlauf der Vena femoralis an der Innenseite des Oberschenkels.

Eine Phlebographie ist unbedingt notwendig, um die Ausdehnung der venösen Thrombose zu erkennen.

Zur Indikation: die Operation ist nur innerhalb von 7 Tagen nach Auftreten der ersten Symptome einer venösen Thrombose sinnvoll. Es soll die Möglichkeit einer fibrinolytischen Therapie bedacht werden. Meistens ist eine Fibrinolyse bei frischoperierten Patienten aber nicht möglich. Die Operationsindikation gilt nur bei Zeichen der Phlegmasia coerulea dolens, bei jungen Patienten mit mehr oder weniger ausgeprägter Schwellung zur Verhinderung eines postthrombotischen Syndroms und bei phlebographisch umspülten lockeren Thromben zur Verhinderung einer Pulmonalembolie.

Ⓐ Zustand nach Freilegung der Vena femoralis von einem Längsschnitt in der Leiste knapp medial vom Puls der Arteria femoralis communis. Das ganze Bein muß steril gewaschen werden, um im weiteren Verlauf aus den Wadenvenen die Thromben exprimieren zu können. Dazu werden am besten sterile Esmarch-Gummibinden vorbereitet. Die Linie der geplanten Phlebotomie ist strichliert eingezeichnet. Durch die Venenwand ist bereits der schwarze Thrombus sichtbar. Die Vena saphena magna in diesem Fall noch nicht thrombosiert.

Ⓑ Die quere Phlebotomie wurde durchgeführt. Aus der Phlebotomie quillt bereits ein schwarzer Thrombus hervor. Die Vena femoralis communis wurde oberhalb dieser Phlebotomiestelle angeschlungen. Dabei muß darauf geachtet werden, daß nicht die Vena profunda femoris, welche in dieser Gegend in die Vena femoralis communis mündet, verletzt wird. Eine sparsame Präparation der Vena femoralis communis wird empfohlen, um eine spätere narbige Schrumpfung und eine neuerliche Phlebothrombose zu verhindern.

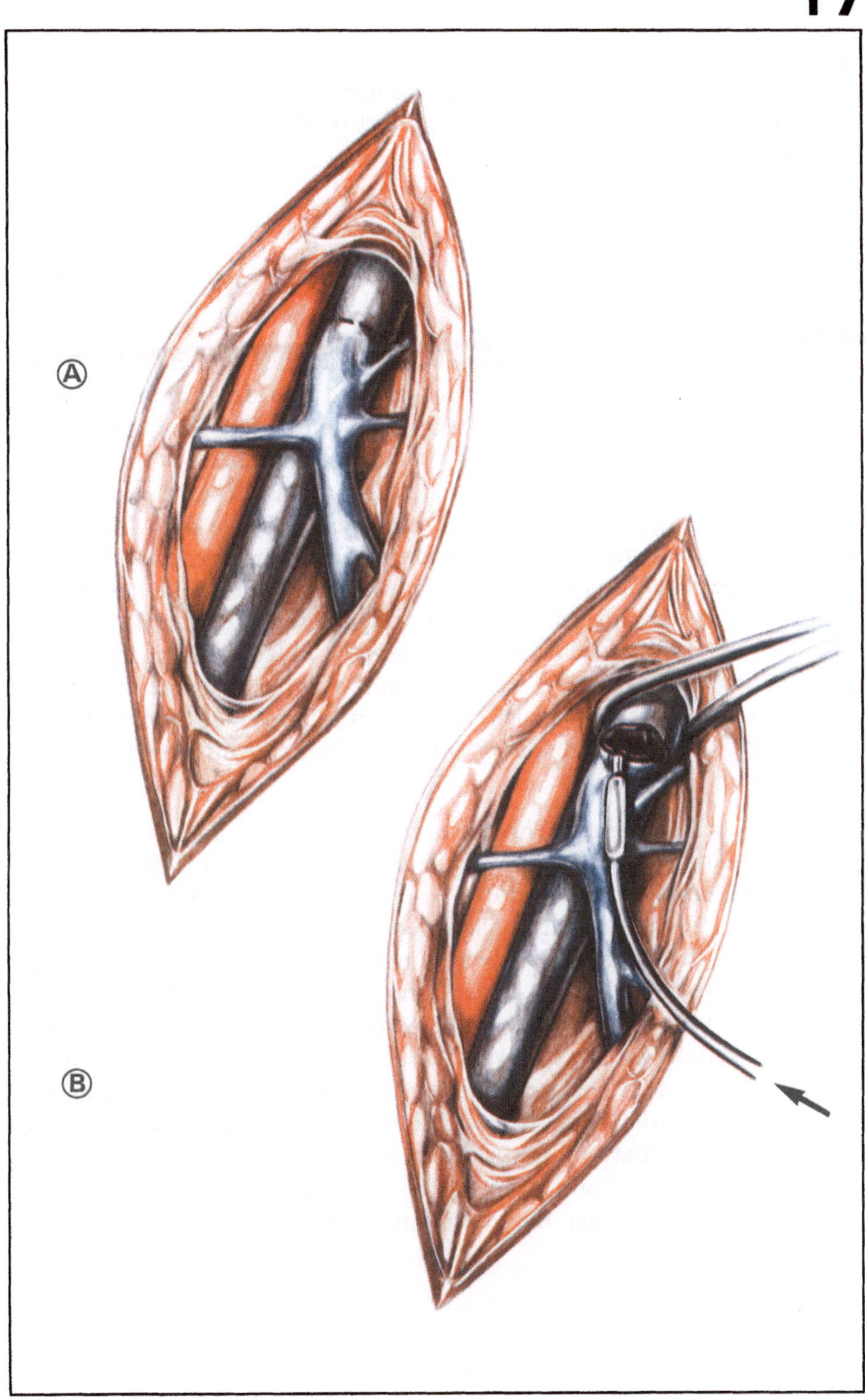

Es soll eine venöse Thrombektomie niemals ohne vorher bestimmte Blutgruppe und bereitgestellte Blutkonserven durchgeführt werden. Auch der Einsatz einer Autotransfusionspumpe ist sinnvoll.

Ⓒ Der nach zentral vorgeschobene Fogartykatheter Nr. 6 oder Nr. 8 wird in aufgeblasenem Zustand zurückgezogen und der Thrombus extrahiert. Dabei soll, wenn in Lokalanästhesie operiert wird, der Patient die Bauchpresse betätigen (Valsalvaversuch), bzw., wenn in Intubationsnarkose operiert wird, muß der Anästhesist eine Überdruckbeatmung durchführen, um auf diesem Wege die Möglichkeit einer Pulmonalembolie zu verhindern. Die früher propagierte Maßnahme des Einführens eines von der kontralateralen Seite her plazierten und in der unteren Hohlvene aufgeblasenen „Sperrballons" ist nicht mehr erforderlich. Es hat sich gezeigt, daß damit eine Pulmonalembolie nicht verhindert werden kann. Wichtig ist jedoch der aktive oder passive Valsalvaversuch. Außerdem sollte sich der Patient bei der Operation in halbsitzender Position befinden (Anti-Trendelenburg-Lage).

Ⓓ Von zentral her ist der Thrombus bereits entfernt, und es besteht ein atemabhängiger, guter venöser Fluß. Der zentrale Teil der Vena femoralis communis wird durch einen Stieltupfer blockiert. Nun wird mit dem Fogartykatheter nach peripher eingegangen, wobei man versuchen muß, durch Drehbewegungen den Katheter an den Venenklappen vorbeizuführen. Das Bein wird vom Assistenten hochgehalten, und durch Ausstreichbewegungen, durch Auswalken und Ausmelken der Extremität wird versucht, noch weitere Thromben aus den tiefen Wadenvenen zu entfernen. Diese Manöver müssen mehrfach wiederholt werden. Es sollen auch Gummibinden nach Esmarch zum Ausmelken der Extremität verwendet werden. Wenn sämtliche Thromben entfernt sind, kommt ein starker venöser Zustrom zutage. Dabei ist ein ziemlich starker Blutverlust möglich.

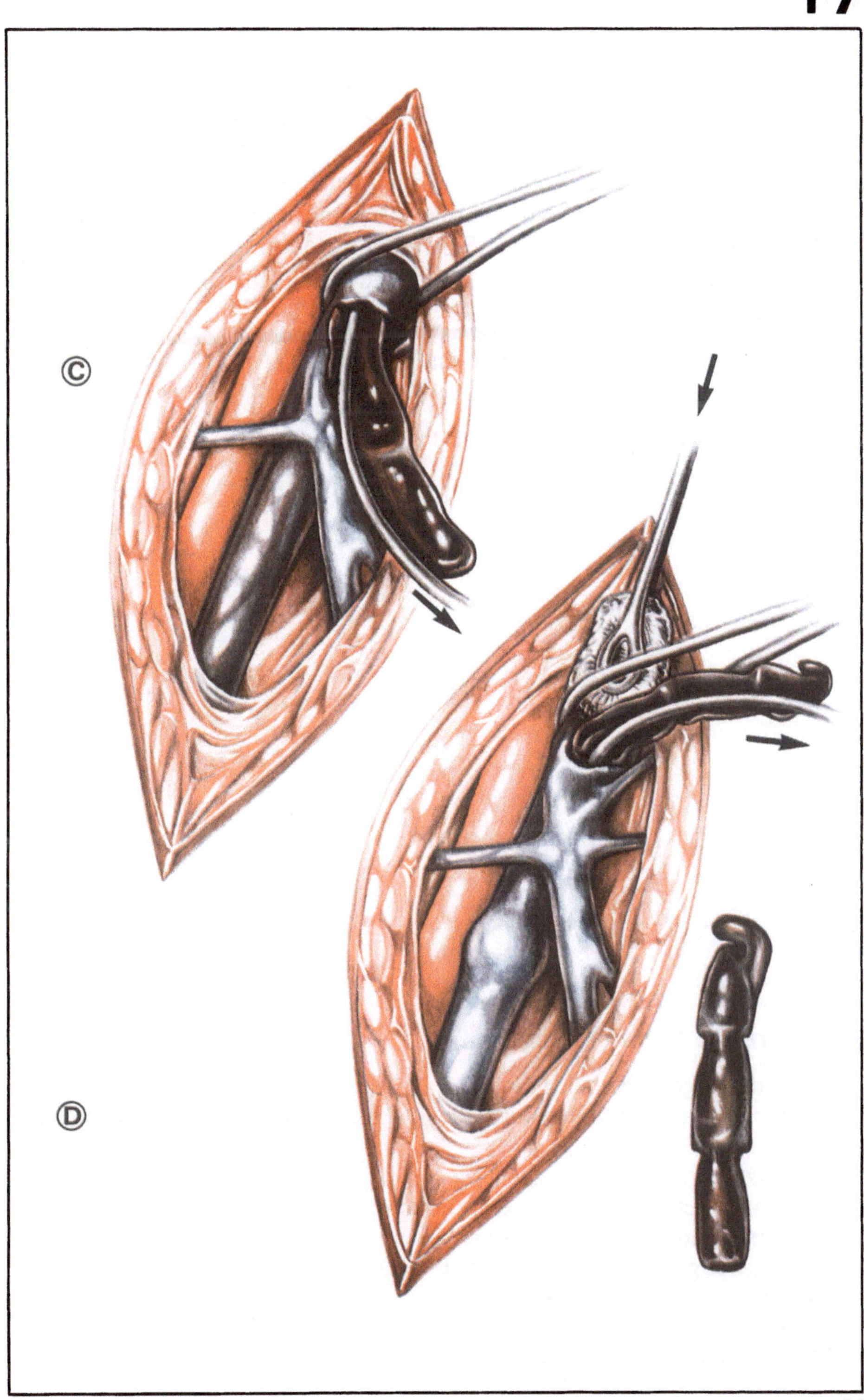

Ⓔ Die Thromben wurden von peripher und zentral entfernt, und es strömt von beiden Seiten venöses Blut aus. Der Patient hat bereits vor der Phlebotomie 5000 E Heparin intravenös erhalten. Der zu- und der abführende Teil der Vena femoralis wird durch Stieltupfer komprimiert oder durch vorsichtige atraumatische „Zahn-um-Zahn-Klemmung" blockiert. In die Ecken der Phlebotomie werden Haltefäden eingenäht und nun die Phlebotomie durch eine fortlaufende Naht (5/0 monofile Fäden) verschlossen.

Ⓕ Zustand nach Thrombektomie und Zunähen der Phlebotomie (Knüpfen der Fäden erst nach „Flushen").

Postoperative Maßnahmen

- Redondrainage 48 Stunden lang.
- Antibiotische Abschirmung durch 2 bis 3 Tage mit täglich 2 × 2 g Cephamandol.
- Antikoagulantientherapie, zunächst mit täglich 4 × 5000 E Depot Heparin subcutan durch 4 Tage, dann Umstellen auf eine Dicumaroltherapie, welche durch mindestens 6 Monate fortgesetzt werden sollte.
- Bandagierung der Extremität, um den Blutfluß in den tiefen Beinvenen zu erhöhen.
- Aktive und passive Beingymnastik.
- Mobilisation am 2. postoperativen Tag.

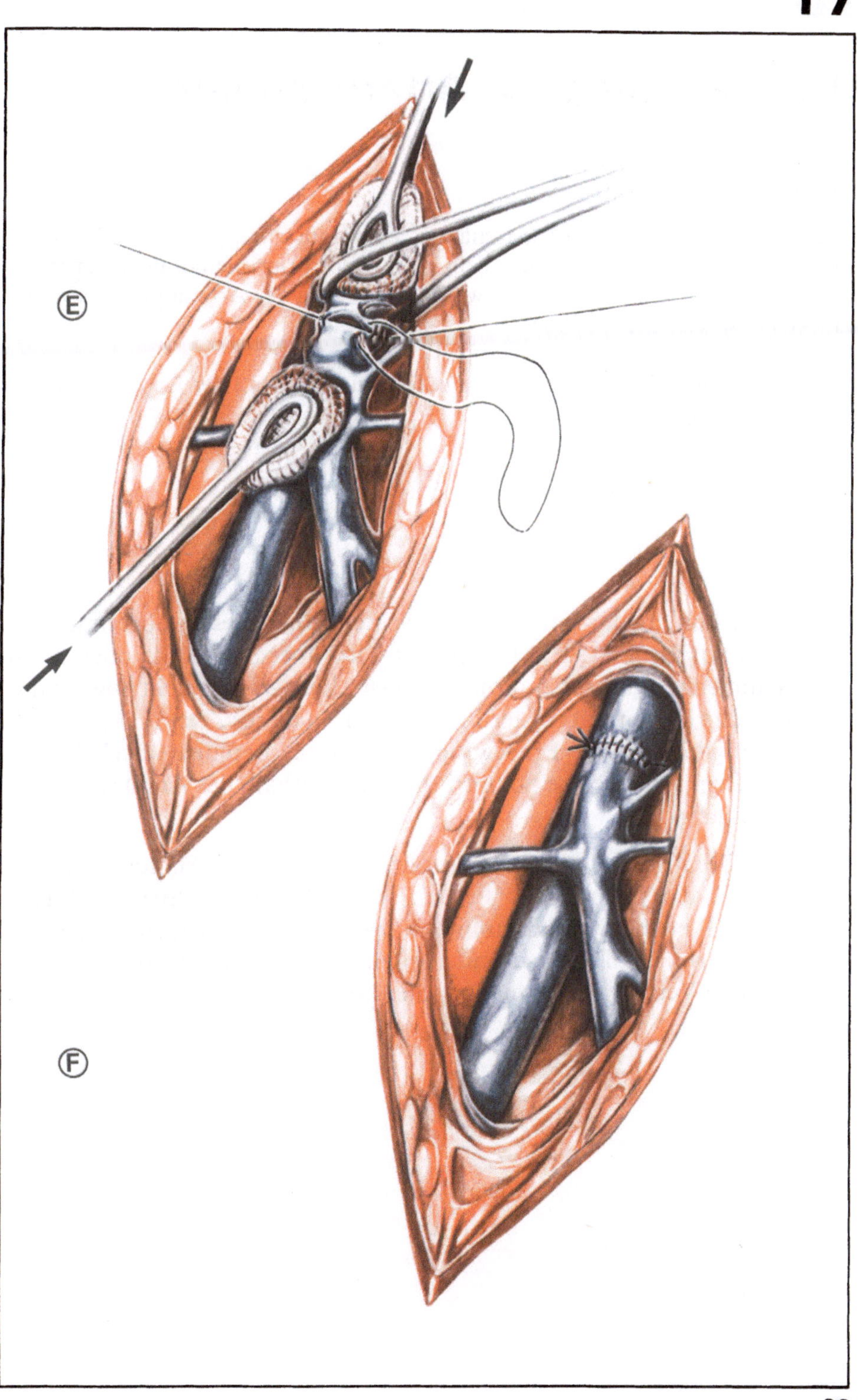
E
F

18

Die Freilegung der Arteria poplitea

Diagnostische Hinweise

Zeichen der akuten peripheren Ischämie. Femoralispuls gut tastbar. Bei nicht adipösen Patienten kann auch über dem Verlauf der Arteria femoralis superficialis am Oberschenkel der Puls getastet werden. Der Puls der Arteria poplitea in der Kniekehle ist aber nicht tastbar:

Verdacht auf embolischen oder thrombotischen Verschluß der Arteria poplitea. Angiographie erforderlich.

Ⓐ Längsschnitt an der Innenseite des Schienbeinkopfes im oberen Drittel des Unterschenkels. Die Extremität wird über eine Rolle oder einen zusammengelegten Operationsmantel im Kniegelenk leicht abgebeugt. Die ganze Extremität ist steril gewaschen. In dieser Zeichnung ist noch die Möglichkeit der Freilegung der Arteria poplitea oberhalb des Kniegelenks durch eine Schnittführung unterhalb des Adduktorenkanales gezeigt.

Ⓑ Nach Durchtrennung der Haut wird die Fascia cruris mit den hier inserierenden Sehnen des Pes anserinus freigelegt. Strichliert eingezeichnet ist die Durchtrennungslinie der Fascia cruris, einschließlich der 3 Sehnen des Pes anserinus. Unten rechts im Bild ist die zur Seite gehaltene Vena saphena magna, die unbedingt geschont werden soll.

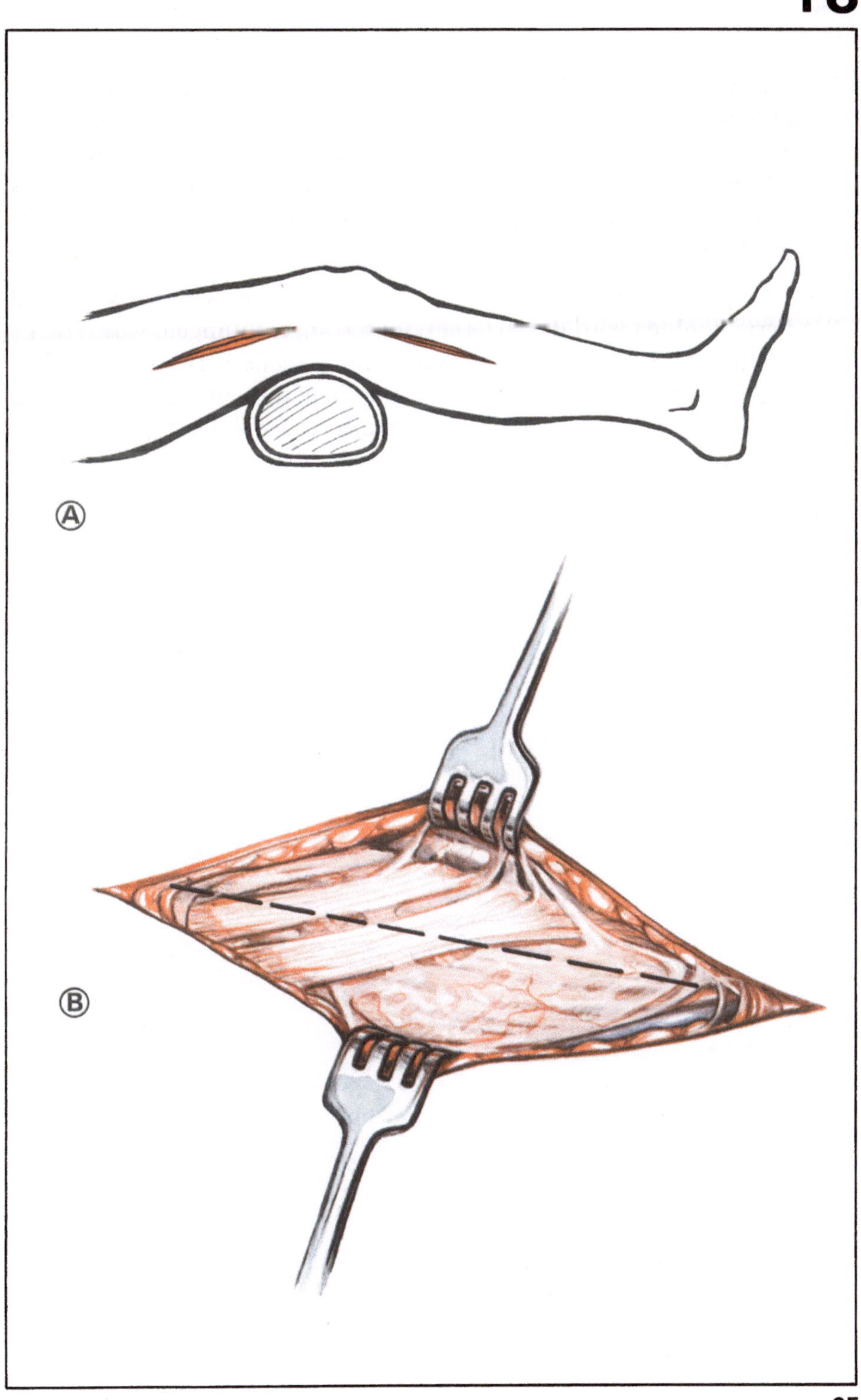

18

Ⓒ Nach Spaltung der Fascia cruris, Durchtrennung des Pes anserinus und Retraktion des medialen Anteiles des Musculus gastrocnemius wird das Gefäßnervenbündel der Kniekehle sichtbar. Zunächst liegt der Nervus tibialis und ein Anteil der Vena poplitea vor. Dahinter wird die Arteria poplitea sichtbar. Sie ist mit der Vena poplitea durch eine sehr innige Gefäßscheide verbunden.

Ⓓ Nach Spaltung dieser gemeinsamen Gefäßscheide zwischen Vena und Arteria poplitea wird die Arteria poplitea angeschlungen, wobei dicke paraffinierte Seidenfäden oder Gummischläuche verwendet werden. Im Bild wird gerade die Arteria poplitea mit einem Seidenfaden angeschlungen, dabei der Nervus tibialis und die Vena poplitea zur Seite gehalten.

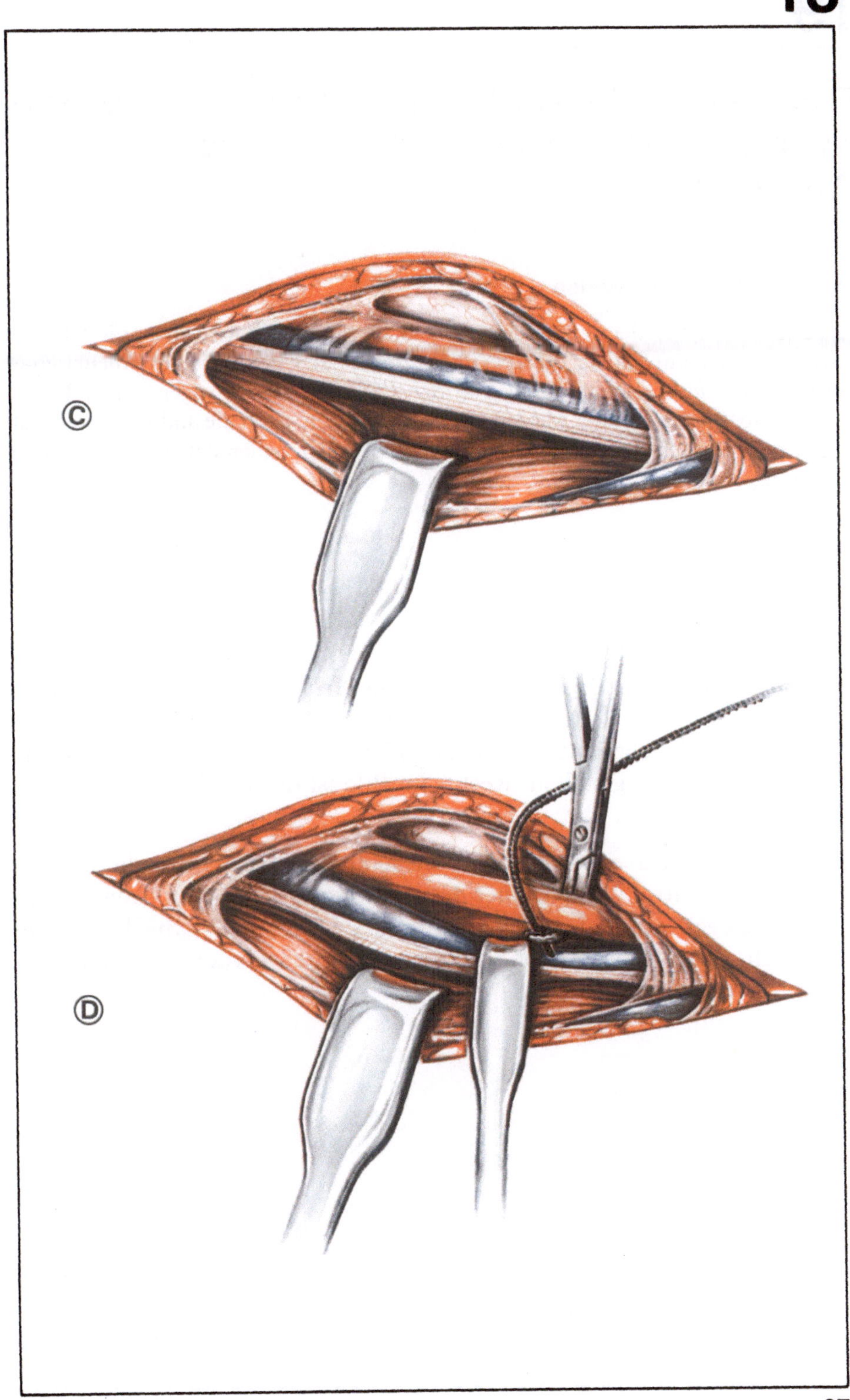
C
D

19

Der akute Verschluß der Arteria poplitea durch ein thrombosiertes echtes Aneurysma

Diagnostische Hinweise

Es bestehen Zeichen der akuten Unterschenkelischämie. Es wird eine präoperative Arteriographie empfohlen, die aber nicht immer den Befund eines Aneurysmas aufdeckt. Es muß also in einem Teil der Fälle mit einem sogenannten Überraschungsbefund gerechnet werden. Es empfiehlt sich, auch die andere Extremität genau zu untersuchen. In vielen Fällen sind die Aneurysmen der Arteria poplitea beidseitig.

Ⓐ Auf die in 18 geschilderte Weise wird die Arteria poplitea freigelegt und das Aneurysma zentral und peripher durch dicke Seidenfäden oder Gummischläuche angeschlungen. Der Musculus gastrocnemius ist nach unten weg gehalten. Rechts im Bild ist die Vena saphena magna sichtbar.

Ⓑ Nach der intravenösen Gabe von 5000 E Heparin wird die Arteria poplitea zentral und peripher des thrombosierten Aneurysmas atraumatisch geklemmt und die Resektion des Aneurysmas zunächst zentral durchgeführt. Die Ränder der Arteria poplitea werden durch Haltefäden markiert.

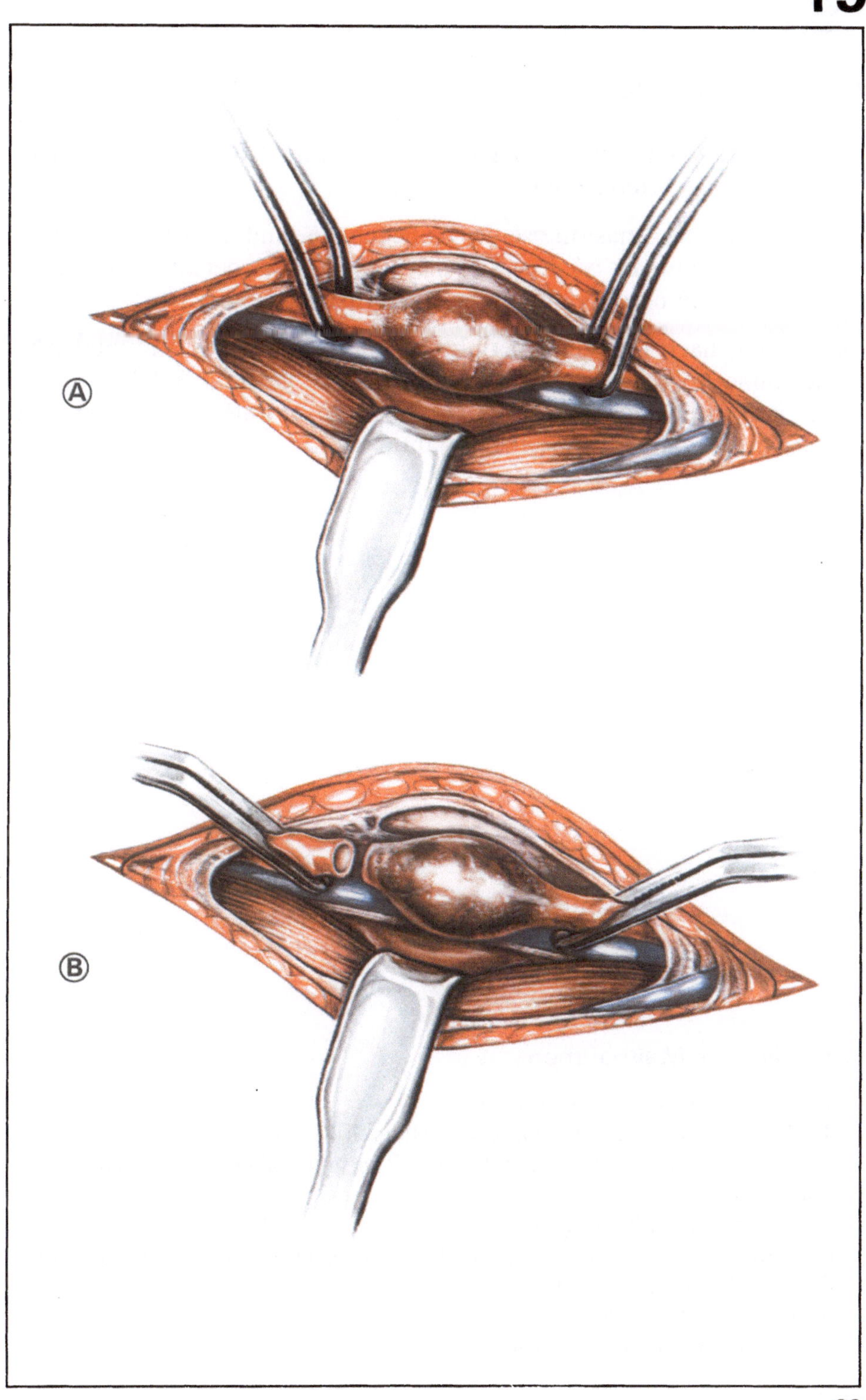

Ⓒ Zustand nach Resektion des Aneurysmas. Vom gleichen Bein wurde ein peripheres Stück der Vena saphena magna entnommen. Die periphere Vena saphena magna entspricht im allgemeinen genau dem Kaliber der Arteria poplitea.

Die periphere Anastomose wurde begonnen, und die Hinterwand ist bereits genäht. Es wird gerade die Naht der Vorderwand begonnen (mit 5/0 und 6/0 monofilen, doppelt armierten Fäden).

Ⓓ Zustand nach beendeter peripherer Anastomose. Die atraumatische Klemme wird oberhalb der Anastomose gesetzt, welche in der Zwischenzeit abdichten kann. Beginn der zentralen Anastomose in gleicher Technik mit gleichem Nahtmaterial.

Postoperative Maßnahmen

- Redondrainage durch 48 Stunden.
- Täglich periphere Pulstastung (eventuell auch Kontrollangiographie).
- Antibiotische Abschirmung durch 2 bis 3 Tage mit täglich 2 × 2 g Cephamandol.
- Antikoagulantientherapie mit täglich 3 bis 4 × 5000 E Depot Heparin subcutan durch 3 bis 4 Tage. Danach Fortsetzung mit einem Dicumarolderivat durch mindestens 6 Monate.
- Mobilisation am 2. postoperativen Tag.
- Histologische Untersuchung des Aneurysmas.

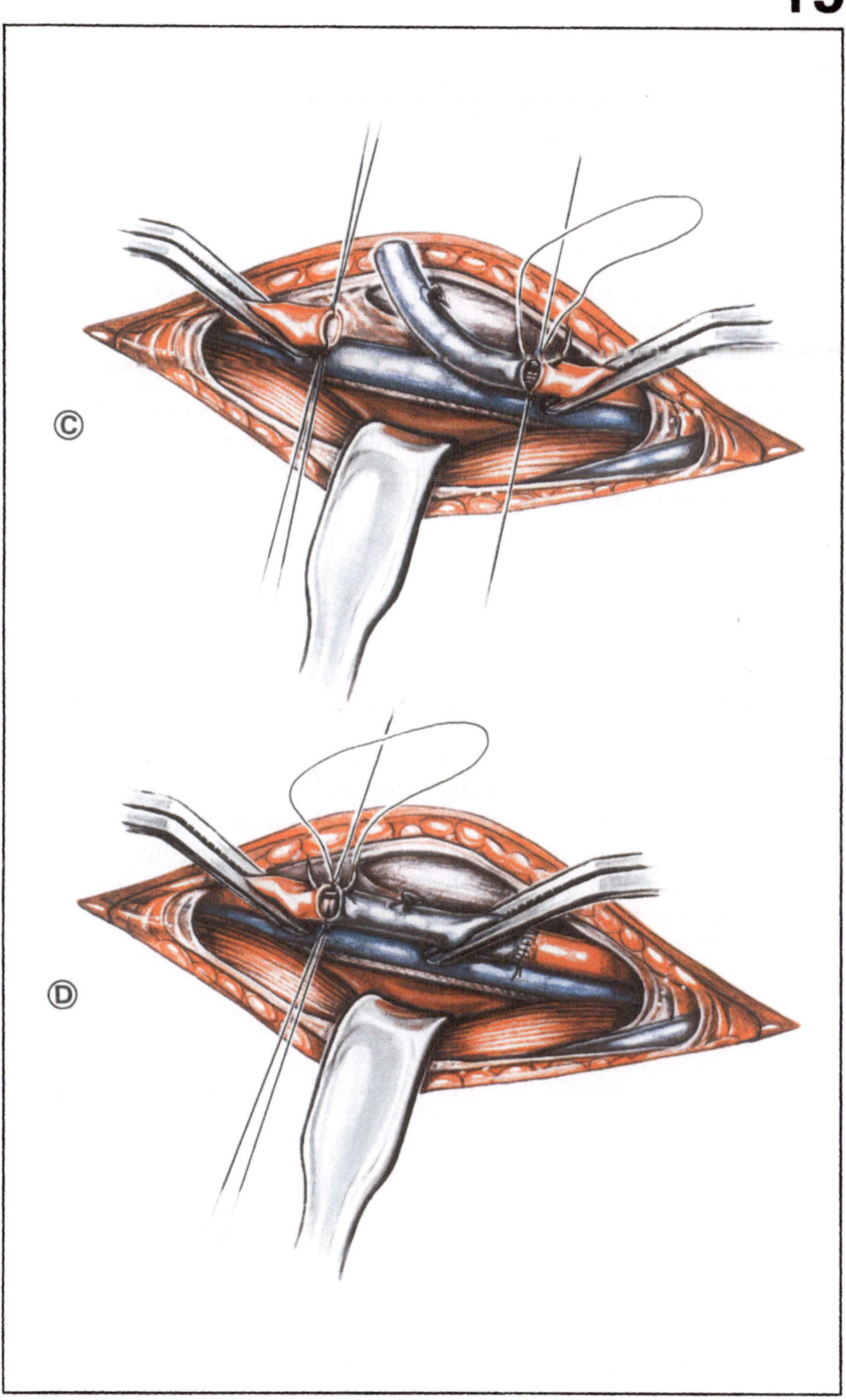
C
D

20

Das falsche Aneurysma der Arteria axillaris

Diagnostische Hinweise

Zustand nach Schultergelenkstrauma. Am häufigsten ist hier die Oberarmverrenkung, welche zum Ausriß der Arteria circumflexa humeri anterior führt. Wechselnde Ischämiesymptomatik im Bereich des Armes. (Radialispuls einmal tastbar, einmal nicht.) Zunehmende neurologische Symptomatik im Sinne einer Plexusparese (wegen Kompression des Plexus brachialis durch das Haematom). Pulsierender Tumor im Bereich des lateralen Anteiles des Musculus pectoralis major bzw. über dem Schultergelenk. Transfemorale Katheterangiographie mit selektiver Subclaviadarstellung notwendig.

Ⓐ Schnittführung zur Freilegung der Arteria subclavia bzw. axillaris.

Ⓑ Die obere kleine Darstellung zeigt die normalen Verhältnisse nach stumpfer Spaltung des Musculus pectoralis major in Faserrichtung. Man gelangt auf den Ansatzteil des Musculus pectoralis minor, welcher quer durchtrennt werden muß (Durchtrennungslinie strichliert eingezeichnet). Die untere größere Darstellung zeigt die Vorwölbung des Musculus pectoralis minor durch das große pulsierende Haematom.

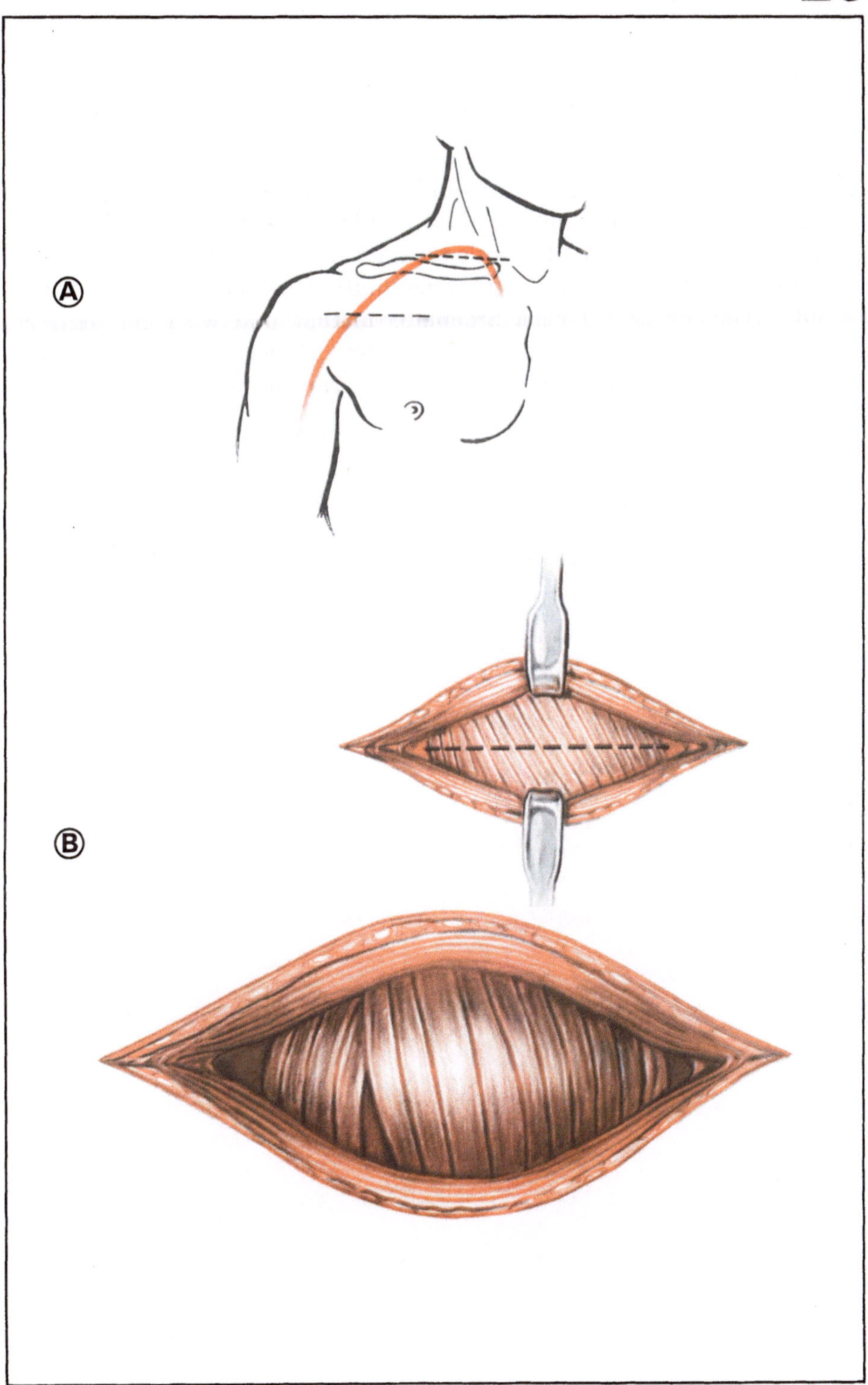
A
B

(C) Wie in der Zeichnung A gezeigt, Schnittführung oberhalb des Sternoclaviculargelenkes. Spaltung des clavicularen Anteiles des Musculus sternocleidomastoideus.

(D) Der Musculus sternocleidomastoideus ist von lateral her eingeschnitten, und man kommt auf die Vena jugularis interna. Hinter der Vena jugularis ist der Musculus scalenus anterior zu sehen. Dieser Muskel wird ebenfalls von lateral her eingeschnitten. Dahinter ist die Arteria subclavia vor dem Plexus brachialis tastbar und wird bei weiterer Präparation auch sichtbar. Zu beachten ist der Nervus phrenicus, welcher vor dem Musculus scalenus anterior verläuft und der

(E) hier angeschlungen und zur Seite gehalten wird. Jetzt gelangt man leicht zur Arteria subclavia, wobei in diesem Bereich die Arteria cervicalis superficialis verletzt werden kann; dann ist eine Ligatur derselben unbedenklich. Hinter der Arterie ist der Plexus brachialis zu erkennen. Er ist unbedingt zu schonen. Es wird nun nach der Gabe von 5000 E Depot Heparin (intravenös) die Arteria subclavia atraumatisch geklemmt.

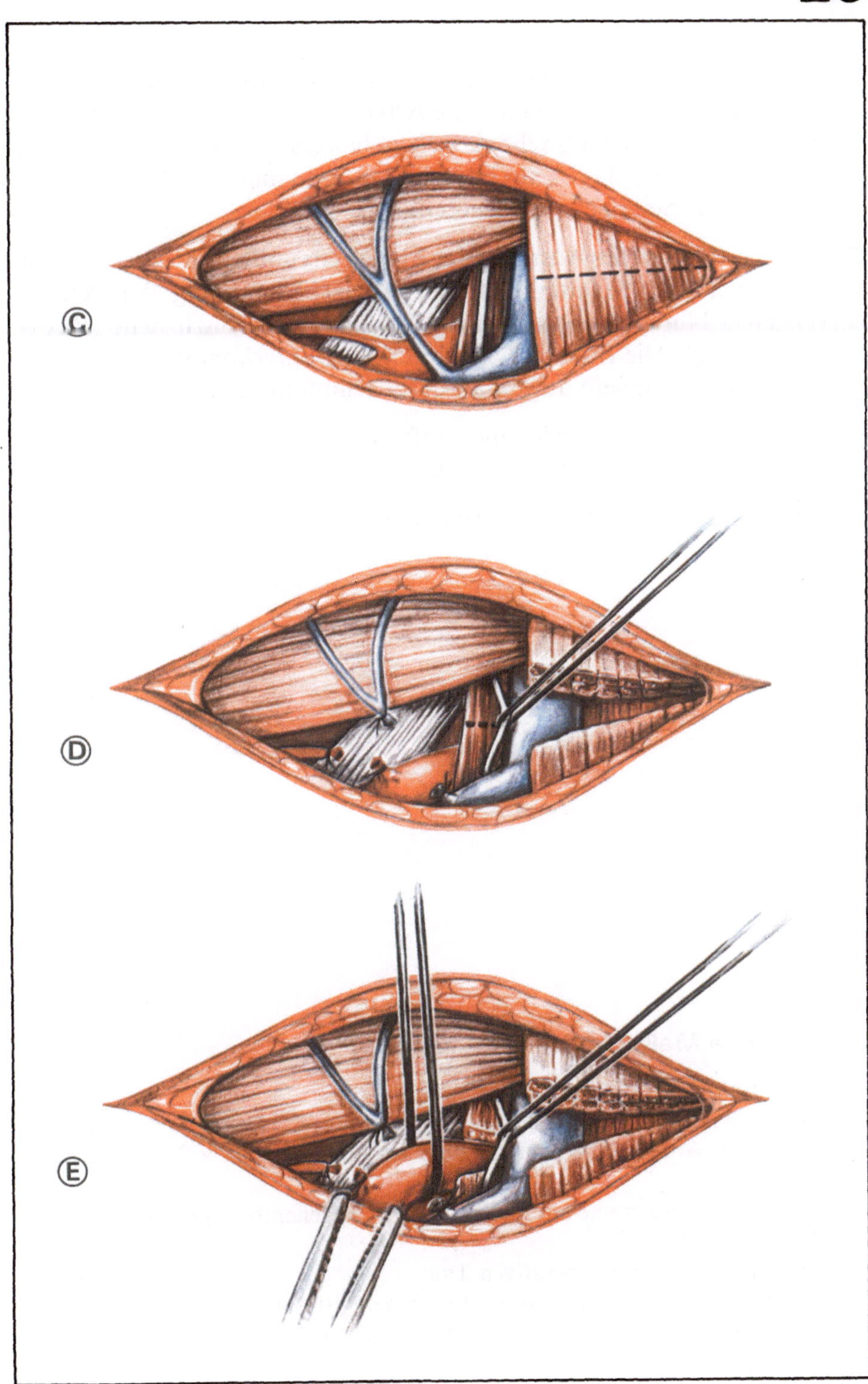
C
D
E

Ⓕ Normalerweise gelangt man nach querer Durchtrennung des Muskulus pectoralis minor direkt auf die Arteria axillaris, deren Präparation von diesem Zugang aus sehr einfach zu bewerkstelligen ist. Die cranial gelegenen Fasern des Plexus brachialis müssen manchmal angeschlungen und zur Seite gehalten werden.

Ⓖ Typische Befund des Ausrisses der Arteria circumflexa humeri anterior bei der Schulterluxation. Trotz zentraler Klemmung der Arteria subclavia blutet es noch ziemlich stark aus der Ausrißstelle (Rückflußblutung). Die Blutung wird durch Stieltupferkompression gestillt oder durch periphere atraumatische Klemmung kontrolliert.

Ⓗ Der Defekt wird durch eine einfache U-Naht verschlossen. Der periphere Stumpf der Arteria circumflexa humeri anterior wird ligiert.

Sorgfältige Ausräumung des Haematoms zur Infektionsprophylaxe.

Postoperative Maßnahmen

- Täglich periphere Pulstastung.
- Redondrainage durch 48 Stunden.
- Antibiotische Abschirmung durch 2 bis 3 Tage mit täglich 2 × 2 g Cephamandol.
- Antikoagulantientherapie nur im Sinne einer Lungenembolieprophylaxe eventuell erforderlich.
- Mobilisation am 1. postoperativen Tag.
- Aktive und passive Schultergymnastik ab dem 10. postoperativen Tag.
- Bei Pexusschäden eventuell physikalische Therapie.

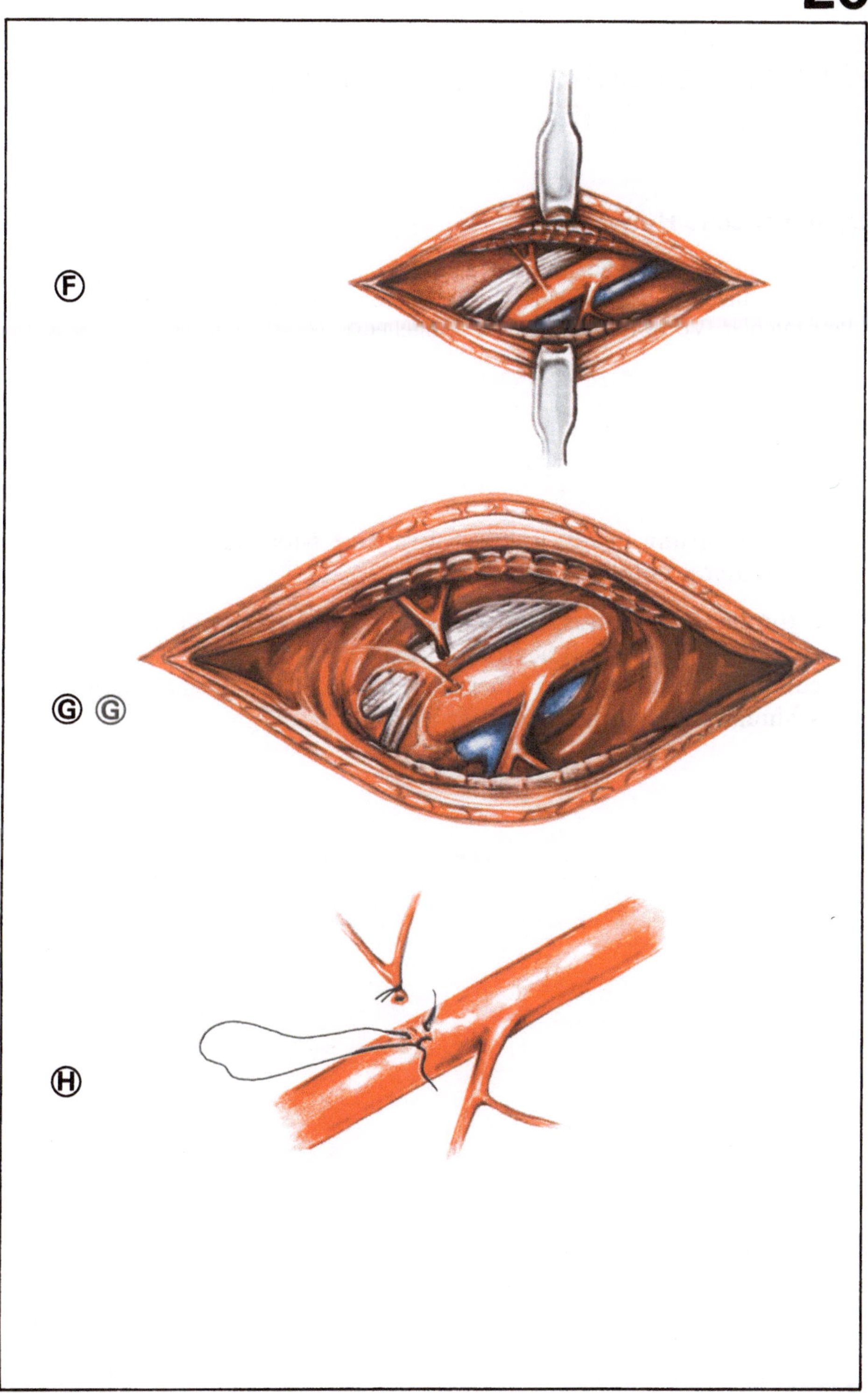
F
G G
H

21

Der embolische Verschluß der Arteria cubitalis

Diagnostische Hinweise

Akuter Schmerz in Hand und Vorderarm, kalte Extremität, Pulslosigkeit der Arteria radialis und ulnaris. Suche nach anamnestischen Hinweisen (Mitralklappenfehler, Vorhofflimmern oder ähnlichem).

Ⓐ Schnittführung in der linken Ellenbeuge s-förmig von medial oben nach lateral unten.

Ⓑ S-förmige Inzision ausgeführt, es gelangt die Vena basilica zur Ansicht, welche oberhalb des Lacertus fibrosus liegt. Dahinter ist die Arteria cubitalis zu tasten, die hier durch einen durch die Gefäßwand schimmernden Embolus verlegt ist.

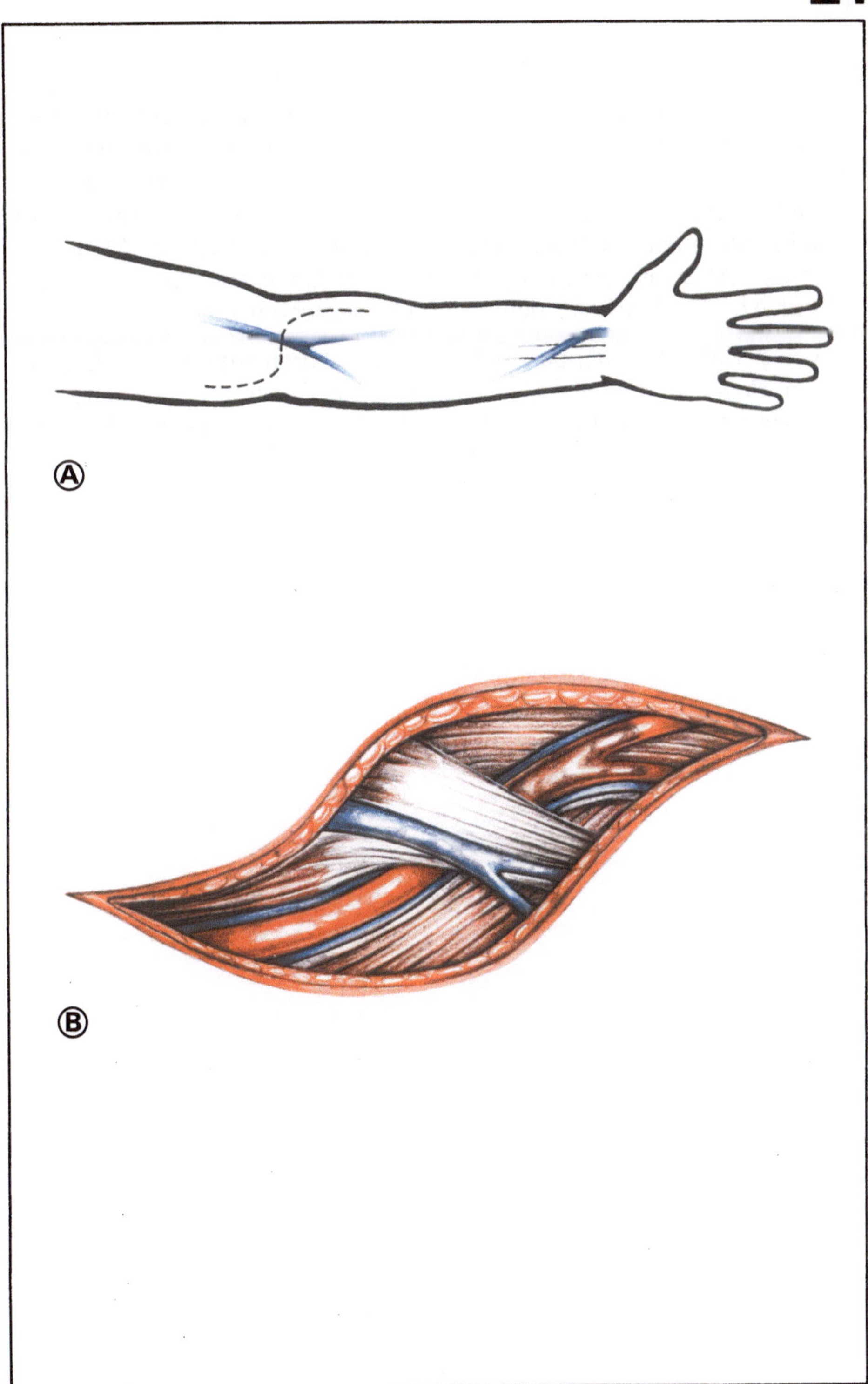
A
B

21

Ⓒ Der Lacertus fibrosus ist durchtrennt. Die Vena basilica wurde ligiert und durchtrennt. Die Arteria cubitalis wird knapp oberhalb ihrer Gabelung in die Arteria radialis und die Arteria ulnaris freigelegt und angeschlungen. Durch die Wand des Gefäßes ist der schwarz-braune Embolus bereits sichtbar. Unterhalb des embolischen Verschlusses ist kein Puls mehr tastbar. Strichliert eingezeichnet ist die Stelle der queren Arteriotomie knapp oberhalb der Gabelung. Arteria radialis und Arteria ulnaris werden ebenfalls angeschlungen.

Ⓓ Von peripher wurden bereits Emboli und Abscheidungsthromben mit dem Fogartykatheter Nr. 4 entfernt. Die peripheren Gefäße sind jetzt atraumatisch geklemmt. Jetzt wird der Thrombus mit einem Fogartykatheter von zentral her extrahiert. Vor Setzen der Klemmen wurden 5000 E Heparin intravenös gegeben.

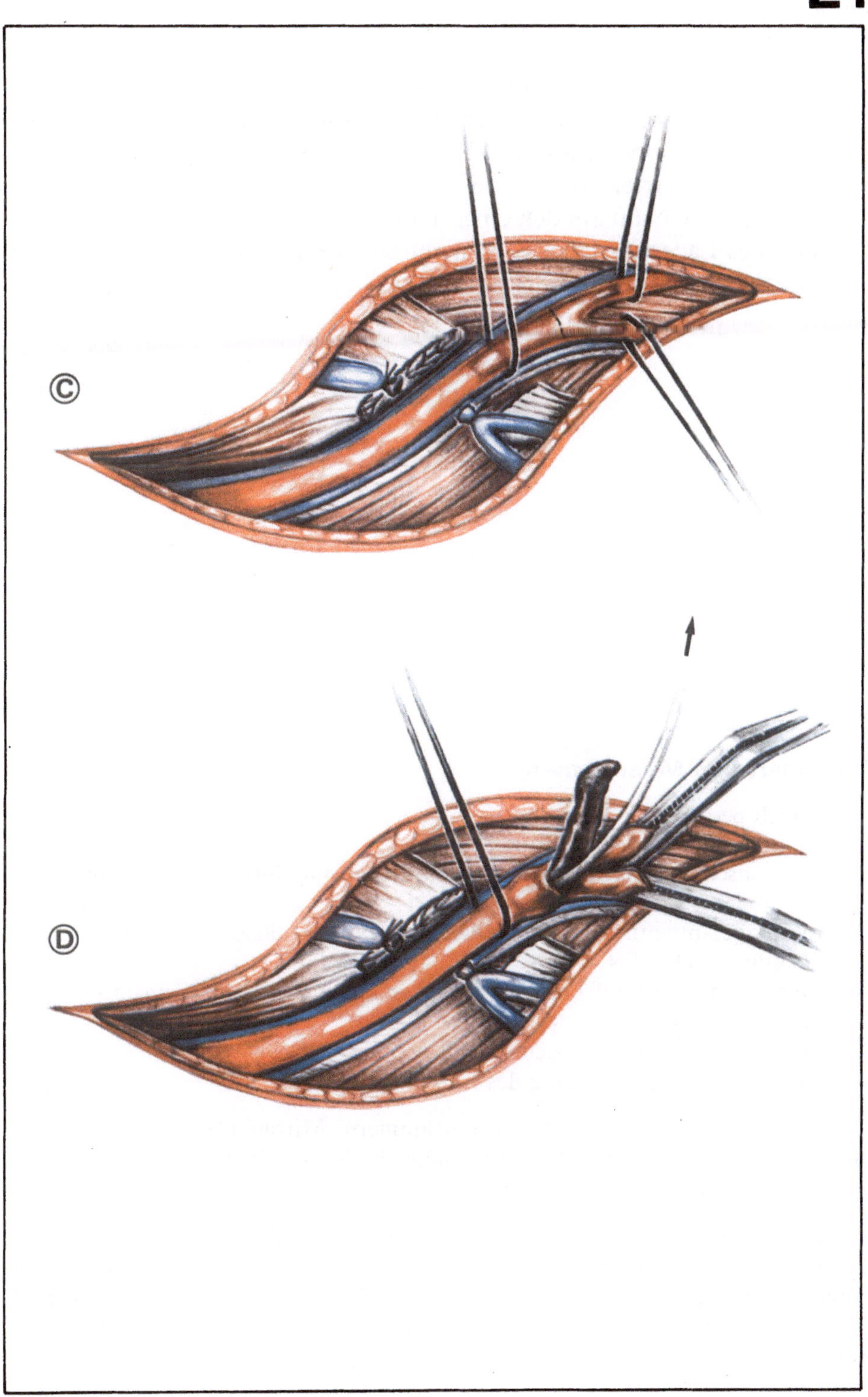
C
D

Ⓔ Der Embolus wurde komplett entfernt, Rückfluß und Zufluß wurden geprüft. Verschluß der Arteriotomie durch eine fortlaufende (6/0 monofiler doppeltarmierter Faden) atraumatische Gefäßnaht. Die Ecken der Arteriotomie werden durch Fäden gehalten und die fortlaufende Naht auf den Operateur zu ausgeführt. Eine Rekonstruktion des Lacertus fibrosus ist nicht erforderlich und sollte wegen der Gefahr einer Gefäßkompression sogar unterbleiben.

Postoperative Maßnahmen

- Täglich periphere Pulstastung.
- Redondrainage durch 48 Stunden.
- Antibiotische Abschirmung durch 2 bis 3 Tage mit täglich 2 × 2 g Cephamandol.
- Antikoagulantientherapie mit täglich 3 bis 4 × 5000 E Depot Heparin subcutan durch 3 bis 4 Tage.
- Danach Umstellen auf Langzeitantikoagulantientherapie mit einem Dicumarolderivat.
- Mobilisation am 1. postoperativen Tag.
- Histologische Untersuchung des Embolus.

Suche nach der Emboliequelle (Vorhofflimmern, Mitralfehler, Aneurysma der Arteria subclavia oder ähnlichem) und mögliche Ausschaltung der Emboliequelle durch spätere chirurgische Maßnahmen.

Im postoperativen Verlauf sollte ein stark abgewinkeltes Ellenbogengelenk vermieden werden. Der Arm sollte immer leicht gestreckt gehalten werden, da gerade beim embolischen Verschluß der Arteria cubitalis ein Rezidivverschluß möglich ist. Eine erzwungene Streckhaltung mit einer Gipsschiene ist aber nicht günstig.

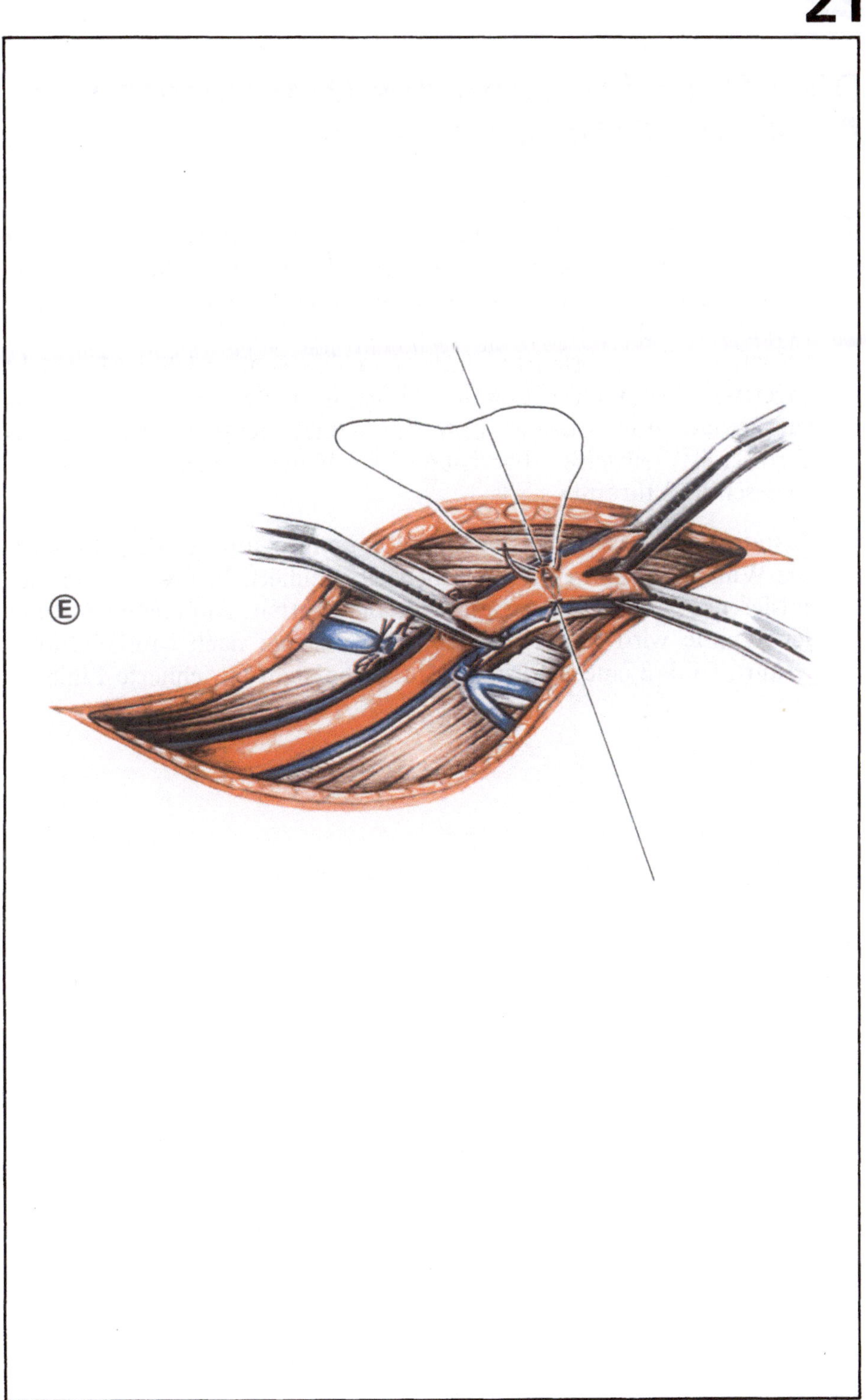
E

22

Die offene Luxation des Unterarmes mit Abriß der Arteria cubitalis

Ⓐ Typische Unterarmverrenkung nach dorsal mit offener Wunde in der Ellenbeuge. Wir blicken hier von ventral her auf das luxierte rechte Ellbogengelenk. Es ist also links im Bild lateral und rechts medial. Die Trochlea des Oberarmknochens schaut durch die Wunde heraus. Der Nervus medianus verläuft über die Trochlea, ist überdehnt, aber nicht abgerissen. Die Arteria cubitalis ist abgerissen, der zentrale Stumpf als pulsierender Bürzel in der Tiefe der Wunde sichtbar. Der Lacertus fibrosus ist teilweise abgerissen. Die Vena basilica ist ebenfalls zerrissen und thrombosiert.

Ⓑ Zustand nach Reposition der Luxation und Ligatur der Vena basilica. Die Wunde wurde in der Zwischenzeit excidiert. In der Tiefe ist der pulsierende Stumpf der Arteria cubitalis sichtbar. Am medialen Rand der Wunde wird nun eine Schnitterweiterung nach caudal durchgeführt, so daß eine L-förmige Wunde entsteht (strichlierte Linie).

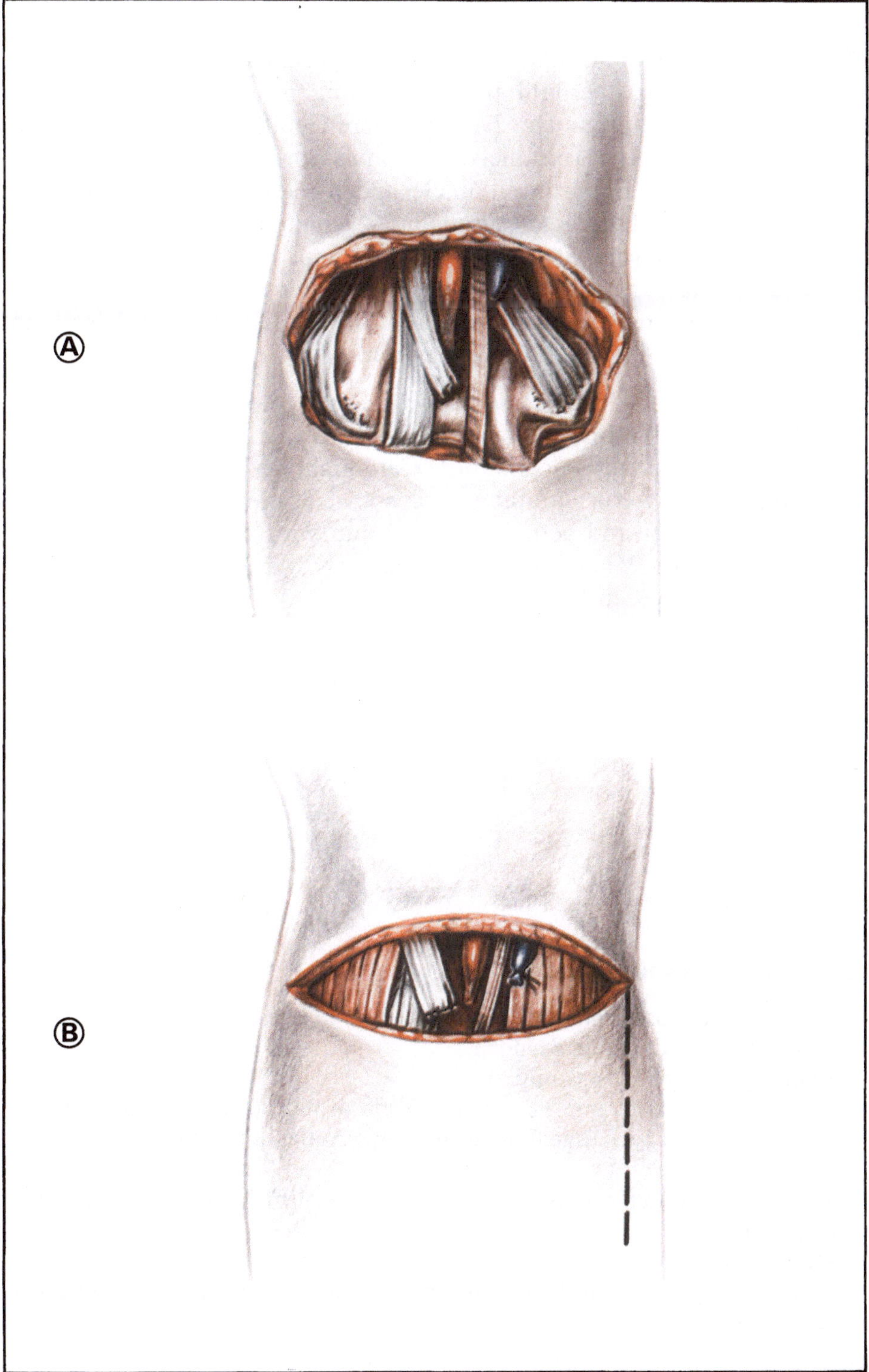

Ⓒ Nach Erweiterung der Wunde wird das periphere Stück der Arteria cubitalis knapp oberhalb ihrer Gabelung in Arteria radialis und Arteria ulnaris aufgesucht. Der periphere Gefäßstumpf ist oft weit in das Muskelgewebe retrahiert und muß sorgfältig präpariert und gesucht werden. Er wird weit im Gesunden reseziert. Die Gefäßränder werden durch Haltefäden auseinander gehalten. Die Arteria ulnaris und radialis werden atraumatisch geklemmt, manchmal ist die vorherige Austastung mit einem Fogartykatheter und Entfernung eines Abscheidungsthrombus erforderlich. Die atraumatischen Klemmen sind in diesem Bild nicht eingezeichnet.

Ⓓ Ein Venenstück aus der Vena saphena magna wird peripher vom Unterschenkel entnommen und die periphere Anastomose durch eine 5/0 oder 6/0 fortlaufende monofile Gefäßnaht hergestellt. Der zentrale Stumpf der Arteria cubitalis wird so weit reseziert, bis eine ganz gesunde Gefäßwand gefunden wird. Nun wird die zentrale Anastomose zwischen Vena saphena magna bzw. Arteria cubitalis in der schon geschilderten Weise durchgeführt.

Postoperative Maßnahmen

- Antibiotische Abschirmung mit täglich 3 × 2 g Cephamandol.
- Redondrainage durch 48 Stunden.
- Täglich periphere Pulstastung.
- Antikoagulantientherapie mit täglich 3 bis 4 mal 5000 E Depot Heparin subcutan durch 4 bis 5 Tage. Fortsetzung einer Antikoagulantientherapie nicht erforderlich.
- Ruhigstellung durch gepolsterte Oberarmschiene nach Volkmann (kein Gipsverband).
- Mobilisation sofort.
- Aktive Bewegungsübung des Ellbogengelenkes nach Abheilung der Luxationsverletzung.

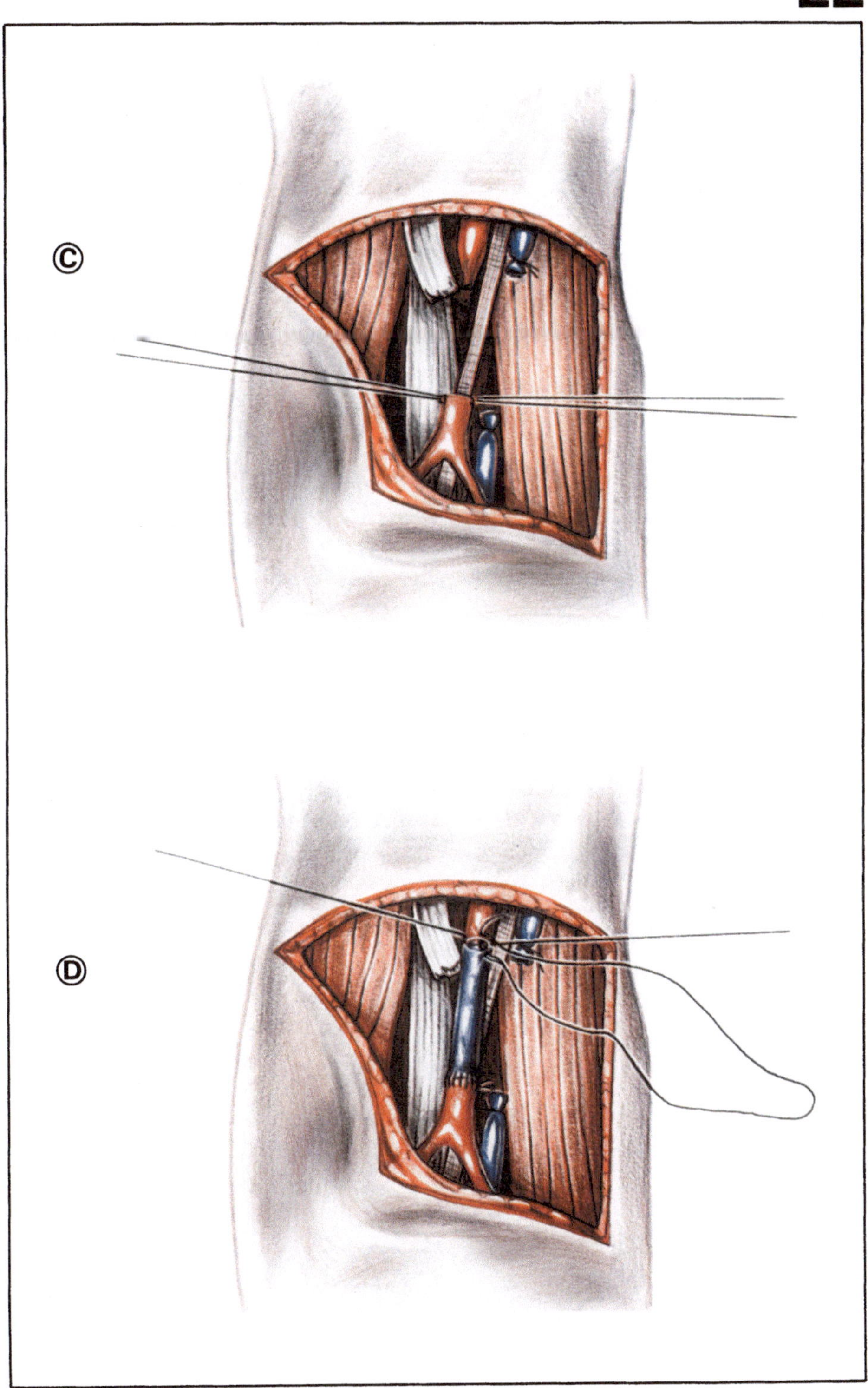

Literatur

Buri, P.: Traumatologie der Blutgefäße. Bern-Stuttgart-Wien: H. Huber. 1973.

Cooley, D. A., Wukasch, D. C.: Gefäßchirurgie, Technik und Indikation. (Deutsche Bearbeitung v. Lick, R. F.) Stuttgart: Schattauer. 1980.

Heinrich, P.: Gefäßchirurgie. München-Berlin-Wien: Urban und Schwarzenberg. 1976.

Kappert, K.: Lehrbuch und Atlas der Angiologie, 10. Aufl. Bern-Stuttgart-Wien: H. Huber. 1981.

May, R.: Chirurgie der Bein- und Beckenvenen. Stuttgart: G. Thieme. 1974.

Pernkopf, E.: Atlas der topographischen und angewandten Anatomie des Menschen, II. Band. München-Berlin: Urban und Schwarzenberg. 1964.

Podlaha, H., Haaf, E.: Manual der peripheren Arterienoperationen. Stuttgart: F. Enke. 1974.

Vogt, B.: Gefäßverletzungen mit besonderer Berücksichtigung der peripheren Arterientraumatologie. Bern-Stuttgart-Wien: H. Huber. 1975.

Vollmar, J.: Rekonstruktive Chirurgie der Gefäße, 3. Aufl. Stuttgart: G. Thieme. 1982.

Wylie, E. J., Stoney, R. J., Ehrenfeld, W. K.: Manual of Vascular Surgery, Vol. I. Berlin-Heidelberg-New York: Springer. 1980.